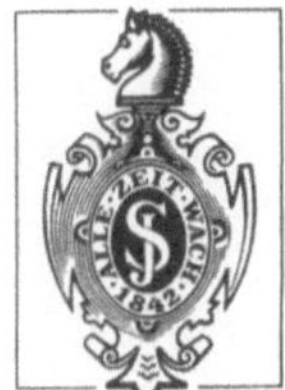

K. Steffens

Chirurgische Grundkenntnisse für Heilberufe

in 892 Fragen und Antworten

Mit 125 Abbildungen im Text

Springer-Verlag Berlin Heidelberg GmbH 1983

Dr. Kurt Steffens
Theodor-Fliedner-Str. 23
5060 Bergisch-Gladbach

ISBN 978-3-540-12643-0   ISBN 978-3-642-50187-6 (eBook)
DOI 10.1007/978-3-642-50187-6

CIP-Kurztitelaufnahme der Deutschen Bibliothek
Steffens, Kurt:
Chirurgische Grundkenntnisse für Heilberufe : in 892 Fragen u. Antworten /
K. Steffens. -- Berlin ; Heidelberg ; New York ; Tokyo : Springer, 1983.

Inhaltsverzeichnis

I Allgemeine Chirurgie

1 Die Wunde

1

Auf welche zwei verschiedenen Arten kann die Heilung einer Wunde vonstatten gehen?

Eine Wunde kann per primam (pp) oder per secundam (ps) heilen.

2

Was versteht man unter einer Wundheilung per primam?

Die Wundheilung per primam (pp oder auch primäre Wundheilung genannt) erfolgt bei aneinander genäherten Gewebsschichten ohne größere Zwischengewebsnarbe.

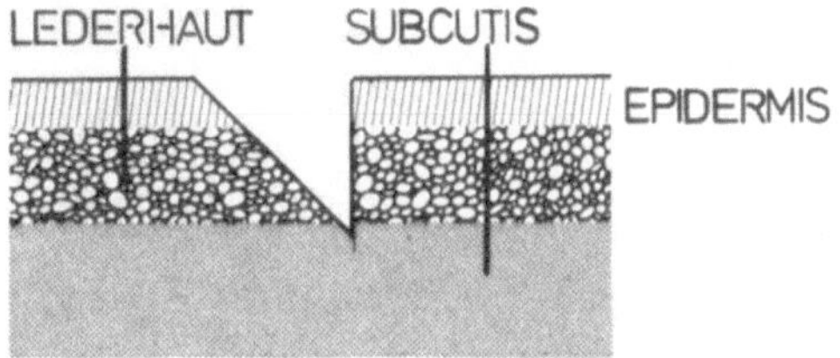

Frische Schnittwunde

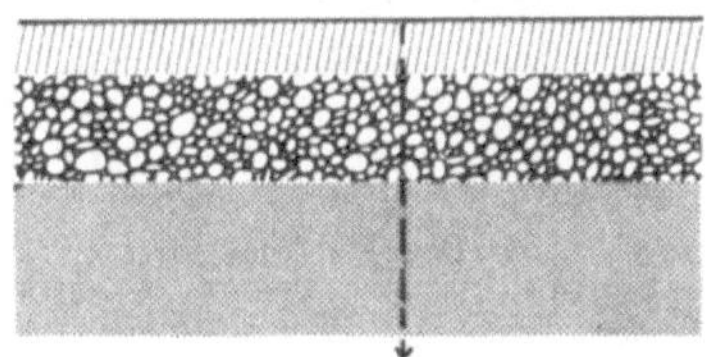

Adaptierte Wundränder. Die Heilung erfolgt ohne Zwischengewebsnarbe (per primam)

3

Welche Wunden heilen in der Regel primär (pp)?

Z.B. frische Schnitt- oder Rißwunden, die vernäht wurden, Operationswunden usw.

4

Was versteht man unter einer sekundären Wundheilung (Heilung per secundam)?

Die Wundheilung p.s. ist gekennzeichnet durch das Auseinanderweichen der Wundränder (z.B. veraltete, nicht genähte Wunde).

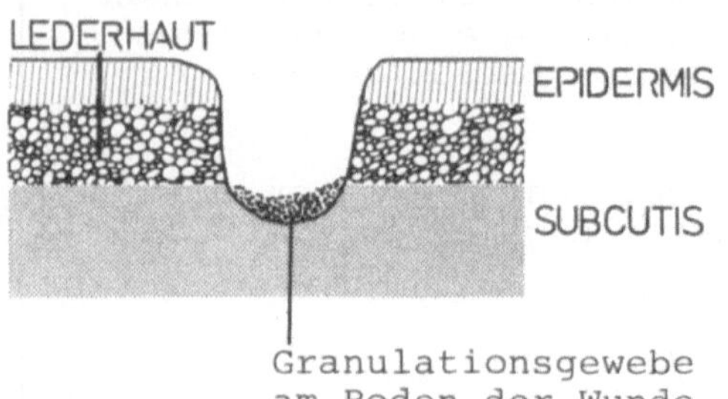

Der Boden der Wunde wird von Granulationsgewebe bedeckt, über das später Epithelgewebe wächst.

5

Die Wundheilung verläuft leider nicht immer ungestört. Man unterscheidet lokale und allgemeine Faktoren, die die Wundheilung verzögern können.
Welche lokalen Faktoren verzögern die Wundheilung?

- Infektionen,
- Fremdkörper, die in der Wunde zurückgelassen wurden,
- untertaschte Wunden,
- unter Zug vernähte Wunden,
- Wundödem,
- mangelhafte Ruhigstellung der Wunde.

6

Welche allgemeinen Faktoren verzögern die Wundheilung?

- Eiweißmangel (z.B. bei Tumoren und Unterernährung),
- Diabetes mellitus,
- Durchblutungsstörungen,
- gestörte Nervenversorgung,
- cortisonhaltige Medikamente,
- Anämie.

7

Welche Faktoren fördern die Wundheilung?

Vitamin- und ausreichende Eiweißzufuhr.

8

Um eine Wundheilung per primam zu erreichen, ist es erforderlich, die Wundränder einer frischen Wunde zu adaptieren. Dies geschieht z.B. durch Wundnaht oder Klammerpflaster. Unter welcher Voraussetzung darf eine Wunde ohne weiteres sofort (primär) durch Wundnaht verschlossen werden?

Eine primäre Wundnaht (ohne vorherige Wundexzision!) darf bei glattrandigen Schnittwunden, die nicht älter als 6-8 Stunden sind, durchgeführt werden.

9

Wie kann man bei Schnitt-, Riß-
oder Platzwunden, die noch
nicht älter als 12 Stunden
sind, eine primäre Wundheilung
erreichen?

Bei solchen Wunden muß vor der
Wundnaht eine Ausschneidung der
Wundränder (Wundexzision) er-
folgen.

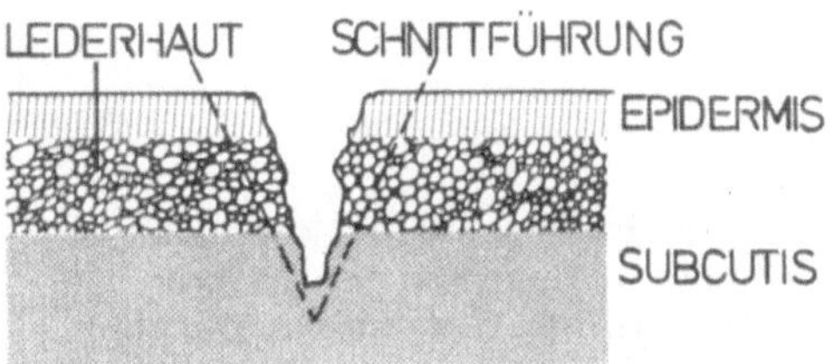

Durch die Wundexzision werden
die Wundränder angefrischt, ab-
gestorbene Gewebsteile entfernt
und die Wundränder begradigt.

10

Wann dürfen Wunden nicht mehr
durch Wundnaht verschlossen
werden?

- Wunden, die älter als 12 Stunden sind,
- Wunden, die durch Biß entstanden sind,
- Wunden, die mit menschlichem
  Eiter in Berührung gekommen
  sind.

11

Bißwunden dürfen in der Regel
nicht vernäht werden. Von dieser Regel gibt es jedoch zwei
Ausnahmen. Welche?

Bißwunden im Gesicht und an der
Hand hinterlassen oft erhebliche
kosmetische oder funktionelle
Defekte. Hier ist eine primäre
Wundnaht bei gleichzeitiger sta-
tionärer Beobachtung erlaubt.

12

Welcher Wundheilungsverlauf
ist wahrscheinlich, wenn eine
Wunde, die älter als 12 Stunden
ist, primär verschlossen wird?

In jede Gelegenheitswunde dringen Keime. Nach 12 Stunden haben
sich die Wundkeime bereits beträchtlich an Zahl vermehrt, so
daß eine Wundinfektion wahrscheinlich ist.

13

Eine Wundinfektion kann im
Prinzip bei allen Wunden auftreten (auch bei Operationswunden!). Woran erkennen Sie
eine Wundinfektion?

Die Wunde ist gerötet und überwärmt. Bei Druck auf die Wunde
klagt der Patient über starken
Schmerz. Eventuell ist unter
der Wunde eine Flüssigkeitsan-
sammlung (Eiter) zu tasten.

14
Wie muß man sich verhalten,
wenn sich unter einer genähten
Wunde Eiter ansammelt?

Entfernen der Fäden; Ablassen
der Eiters; Einlegen eines Sal-
benstreifens, der einen erneuten
oberflächlichen Verschluß der
Wunde verhindert. Ein alter chirurgischer Grundsatz besagt: <u>Wo
Eiter ist, muß ein Weg nach
außen für den Eiter gebahnt werden.</u>

15
In der überwiegenden Mehrzahl
der Fälle heilen korrekt genähte Wunden per primam. Wann
soll man die Fäden aus einer
Wunde entfernen?

Es sollen folgende Mindestfristen
eingehalten werden:
- Gesicht und Hals   5 Tage
- Kopf und Körper   10 Tage
- Extremitäten   12-14 Tage

16
Warum muß eine verletzte Extremität hochgelagert werden?
(Das gilt insbesondere bei
größeren Verletzungen.)

Ein wesentlicher lokaler Stör-
faktor der Wundheilung ist das
Wundödem. Durch rechtzeitige
Hochlagerung der verletzten Ex-
tremität wird das Ausmaß des
Wundödems verringert.

17
Welche Maßnahme gehört neben
der korrekten lokalen Wundbehandlung zu <u>jeder</u> Behandlung
einer Gelegenheitswunde?

Die Prüfung, ob eine Tetanusprophylaxe erforderlich ist.

1

Für die Therapie und Prognose einer Verbrennung ist die Abschätzung des verbrannten Hautareals und die Schweregradeinteilung wichtig. In welche Schweregrade wird eine Verbrennung eingeteilt?

Schweregrad I, II, III.

2

Woran erkennt man eine I-gradig verbrannte Haut?

Rötung der Haut (Hauterythem).

3

Können Sie ein Beispiel für eine meist großflächige Verbrennung I. Grades nennen, an der Sie wahrscheinlich auch schon gelitten haben?

Sonnenbrand.

4

Woran erkennt man eine II-gradige Verbrennung?

Blasenbildung der Haut. Platzen die Brandblasen oder werden sie eröffnet, so findet man auf der Haut einen gelblichen Schorf, der einen gewissen Schutz für die darunterliegenden Hautschichten bietet.

5

Beim Schweregrad III einer Verbrennung sind alle Hautschichten einschließlich Hautanhangsgebilden (Drüsen, Hautnerven) verbrannt. Woran erkennt man klinisch eine Verbrennung III. Grades?

Ein III-gradig verbranntes Areal ist analgetisch (empfindungslos). D.h. ein Patient gibt beim Stich mit einer sterilen Nadel in einen solchen Hautbezirk keinen Schmerz an.

6

Welche Regel wendet man an, wenn man die Ausdehnung einer Verbrennung abschätzen will?

Neunerregel.

7
Tragen Sie in untenstehende
Skizze die Hautoberfläche nach
der Neunerregel ein.

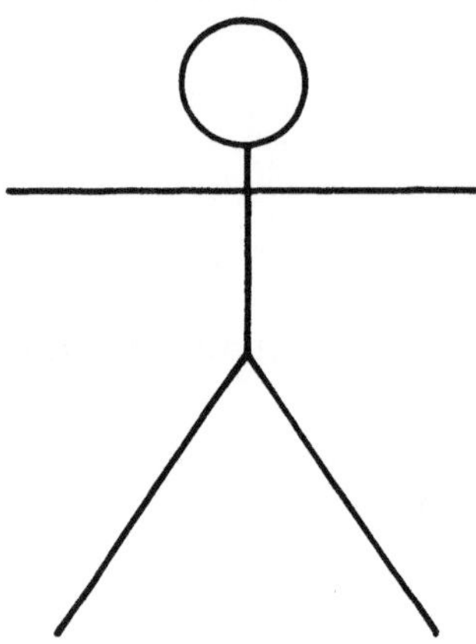

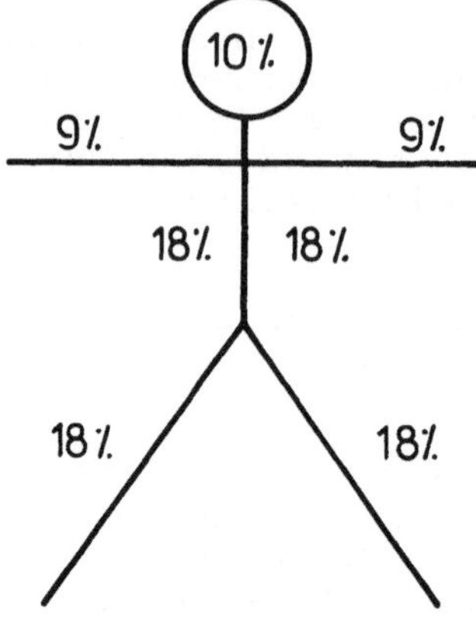

8
Wie groß ist die verbrannte
Hautoberfläche, wenn bei einem
Patient der gesamte rechte Arm
und die Vorderseite des Thorax
und des Abdomens verbrannt
sind?

Etwa 27 %.

9
Die Abschätzungen gelten nur
für den Erwachsenen. Wie kann
man bei einem Kind den prozen-
tualen Anteil der verbrannten
Hautoberfläche abschätzen?

Die Handfläche eines Menschen
entspricht etwa 1 % seiner Körperoberfläche. (Beachten Sie:
Zur Abschätzung muß die Handfläche des Verbrannten als Ver-
gleich dienen.)

10
Welche Erste Hilfe leisten Sie
<u>außerhalb</u> des Krankenhauses
bei einer Verbrennung oder Ver-
brühung?

Die dringendste Aufgabe besteht
darin, heiße Flüssigkeit oder
brennendes Material von der
Haut zu entfernen. Also rasches
Übergießen des Verbrannten mit
Wasser (wenn nicht vorhanden:
Schlagen mit Wolldecken oder
Wälzen des Verletzten auf dem
Erdboden), rasches Entfernen
von nachglimmenden Kleidungs-
stücken. <u>Beachten Sie:</u> Die Anwendung von kaltem Wasser ist
noch erfolgreich, wenn sie innerhalb von 30 Minuten begonnen
wird.

11
Wie wird eine II- oder III-
gradig verbrannte Haut abge-
deckt, wenn der Patient ins
Krankenhaus transportiert werden soll?

Im Idealfall durch spezielle
Branddecken (mit Aluminium be-
dampfte Zellstoffplatten). Geeignet sind auch frisch gebügel-
te Handtücher oder Bettwäsche.

12
Nehmen Sie an, der Transport
des Verbrannten in das nächste
Krankenhaus sei langwierig.
Welche Maßnahmen sollten dann
auf dem Transport bereits ein-
geleitet werden?

Im Idealfall Gabe von intrave-
nösen Infusionslösungen. Ist
dies nicht möglich, so sollte
ein bewußtseinsklarer Patient
viel trinken. Etwa 1 l Flüssigkeit pro halbe Stunde. Als Flüs-
sigkeiten geeignet sind: Frucht-
säfte, Milch, 1 l Wasser mit
1 Eßlöffel Kochsalz. Nicht geeignet ist reines Wasser.

13
Bei jedem schwer verbrannten
Patienten entwickelt sich eine
schwere Allgemeinstörung, genannt die Verbrennungskrankheit, die im typischen Fall in
drei Phasen abläuft. Wodurch
ist die erste Phase der Verbrennungskrankheit gekennzeichnet?

Durch die Hitzeeinwirkung auf
die Haut kommt es zu einer verstärkten Durchlässigkeit der
Kapillaren im geschädigten Gewebe. Hierdurch kommt es zu einem starken Verlust an Flüssigkeit und Eiweißen über die verbrannten Hautbezirke. Die Folge
ist eine Austrocknung (Exsik-
kose) des Organismus mit Oligurie oder gar Anurie.

14
Warum muß ein Schwerverbrannter
in einem geheizten Raum unter-
gebracht werden?

Die verbrannte Haut läßt das
Wasser wie eine freie Wasser-
oberfläche verdunsten. Das ver-
dunstete Wasser entzieht dem
Körper Wärme. (Trocknen Sie sich
nach einem Schwimmbadbesuch
nicht ab, so frieren Sie leicht.)
Dieser Wärmeverlust muß durch
eine erhöhte Wärmebildung im
Körper ausgeglichen werden. Aus
diesem Grund "verheizt" ein
Schwerverbrannter in normal tem-
perierten Räumen seine gesamten
Bestände an Fett, Kohlenhydrate
und Eiweiße.

15

Bei einem schwerverbrannten Patient kommt es in der ersten Phase der Verbrennungskrankheit zu einem Volumenmangel und einer Erhöhung des Hämatokrits (Eindickung des Blutes). Begründen Sie dies!

Infolge der erhöhten Durchlässigkeit der Kapillaren geht über die verbrannte Haut ein erheblicher Teil des Blutplasmas verloren (Volumenmangel). Die Blutkörperchen verlassen jedoch nicht die Kapillaren. Es verschiebt sich also im Blut das Verhältnis von festen Bestandteilen zu flüssigen Bestandteilen. D.h. der prozentuale Anteil der Blutkörperchen (= Hämatokrit) steigt an.

16

Warum ist es bei der Überwachung eines Schwerverbrannten erforderlich, einen Dauerkatheter in die Blase zu legen und das stündliche Urinvolumen zu messen?

Die Hypovolämie (Volumenmangel) führt zu einer Einschränkung der Nierenfunktion. Es droht also Oligurie oder gar Anurie. Dies muß rechtzeitig erkannt und durch entsprechende Infusionstherapie korrigiert werden.

17

Welche Werte dürfen die stündlichen Urinausscheidungen beim Erwachsenen und beim Kind nicht unterschreiten?

- Erwachsener   50 ml/h
- Kind   30 ml/h.

18

Wie berechnet man die Flüssigkeitsmenge, die ein Verbrannter in den ersten 24 Stunden erhalten muß?

<u>Evans-Formel:</u>
Körpergewicht x % der verbrannten Körperoberfläche.

Die so errechnete Flüssigkeitsmenge ist die Menge der Elektrolytlösung. Die gleiche Menge muß der Patient zusätzlich als Kolloidlösung erhalten (z.B. Dextran, Rheomacrodex). Zusätzlich erhält der Erwachsene noch 2000 ml 5 %ige Glukose.

19

Wieviel ml Elektrolytlösung muß ein Erwachsener (Gewicht 70 kg) bei einer 20 %igen Verbrennung in den ersten 24 Stunden erhalten?

70 x 20 = 1,4 l.

20

Welche typischen Komplikationen können sich in der Spätphase der Verbrennungskrankheit manifestieren?

- Wundinfektion,
- Sepsis,
- Energiedefizit.

21

Warum sollte stets bei einer Verbrennungskrankheit die Prophylaxe eines Streßulkus durchgeführt werden?

Ausgedehnte schmerzhafte Verbrennungen führen zu erheblichen psychischen Störungen und bedeuten einen beträchtlichen Streß. Aus diesem Grund ist das Streßulkus im Magen oder Duodenum eine typische Komplikation der Verbrennungskrankheit.

3 Der Schock

1

Was versteht man unter einem Schock?

Beim Schock kommt es zu einer Zentralisation des Kreislaufs, d.h. der Organismus konzentriert die vorhandene Blutmenge in dem für das unmittelbare Überleben notwendige Organ (Gehirn, Herz).

2

Die zunächst durchaus sinnvolle Zentralisation des Kreislaufs auf die unmittelbar lebenswichtigen Organe verschafft dem Organismus eine zeitlich begrenzte Gnadenfrist. Was geschieht jedoch in den nicht lebenswichtigen Organen (z.B. Haut, Verdauungstrakt usw.)?

Diese Organe erleiden im Schock eine Mangeldurchblutung, die von der Schwere des Schocks abhängig ist.

3

Die Zentralisation des Kreislaufs bei gleichzeitiger peripherer Mangeldurchblutung ist für jeden Schock kennzeichnend. Dabei spielt es keine Rolle, welche Schockform im Einzelfall vorliegt. Können Sie die einzelnen Schockformen auflisten?

a) Hypovolämischer Schock
b) Kardiogener Schock
c) Neurogener Schock
d) Septischer Schock
e) Anaphylaktischer Schock.

4

Die häufigste Schockform in der Chirurgie ist der hypovolämische Schock. Was versteht man unter hypovolämischem Schock?

Der hypovolämische Schock, auch Volumenmangelschock genannt, entsteht nach erheblichen Blut- oder Flüssigkeitsverlusten.

5

Welche internistische Erkrankung verursacht häufig einen kardiogenen Schock?

Herzinfarkt.

6

Wie kann ein neurogener Schock entstehen?

Ein neurogener Schock kann durch Verletzungen des Kreislaufzentrums in der Medulla oblongata, durch traumatische Querschnittsläsionen oder durch Schlafmittelintoxikationen entstehen.

7
Wie entsteht ein septischer
Schock (Endotoxinschock)?

Aus einem Infektionsherd im
Organismus werden ständig Bakterien oder deren Toxine (Gifte)
in die Blutbahn abgegeben. Kann
sich der Organismus hiergegen
nicht in ausreichendem Maße
wehren, so überfluten die Erreger (oder deren Toxine) die einzelnen Organe. Dies führt dann
zu einem Zusammenbruch der Kreis-
laufregulation.

8
Welche Schockform kann (selten!) bei der Gabe eines Rönt-
genkontrastmittels entstehen?

Anaphylaktischer Schock.

9
An welchen klinischen Symptomen kann man einen Schock erkennen?

a) Blasse, feuchte und kalte
   Haut,
b) Tachykardie (Pulsbeschleuni-
   gung),
c) Tachypnoe (Atembeschleuni-
   gung),
d) Hypotension (erniedrigter
   Blutdruck),
e) motorische Unruhe,
f) nach längerer Beobachtung
   evtl. Oligurie und Anurie.

10
Was versteht man unter dem
"Schockindex"?

$$\text{Schockindex} = \frac{\text{Puls}}{\text{Blutdruck}}$$

11
Was besagt der Schockindex?

Der Schockindex ist eine grobe
Orientierungsgröße über die
Schwere des Schocks. Beim Gesunden liegt der Schockindex um
0,5. Ein Blutverlust von etwa
30% läßt den Schockindex auf 1
ansteigen.
Beachten Sie: Je höher der
Schockindex, desto schwerer ist
der Schock.

12
Berechnen Sie den Schockindex,
wenn die Pulsfrequenz 120/min
und der systolische Blutdruck
80 mm Hg beträgt!

$$\text{Schockindex} = \frac{\text{Puls}}{\text{Blutdruck}} = \frac{120}{80}$$
$$= 1,5$$

13

Im Schock kommt es bekanntlich zu einer (zunächst durchaus sinnvollen) Kreislaufzentralisation. Dies gibt Organen wie Herz und Hirn eine gewisse Überlebensfrist (und damit auch dem Gesamtorganismus). Bleibt die Kreislaufzentralisation und die damit verbundene periphere Minderdurchblutung jedoch länger bestehen, so kommt es in der Peripherie zu einer Strömungsverlangsamung. Welche Konsequenzen hat dies?

Die verlangsamte Strömung führt zu einer gestörten Mikrozirkulation, denn in den langsam durchflossenen Kapillaren kommt es zu einer Aneinanderlagerung von Erythrozyten und Thrombozyten. Es entstehen Mikrothromben, die ihrerseits die Mikrozirkulation noch weiter beeinträchtigen.

14

Mit welchem Fachausdruck wird die Zusammenballung von Erythrozyten und Thrombozyten im Schock bezeichnet?

Sludge-Phänomen.

15

Warum hat ein schockierter Patient eine blasse Haut?

Die blasse Haut ist eine direkte Folge der peripheren Minderdurchblutung.

16

Warum kommt es im Schock zur Tachykardie?

Am einfachsten versteht man die Tachykardie beim hypovolämischen Schock. Hier ist das zirkulierende Blutvolumen vermindert. Durch eine höhere Schlagzahl versucht das Herz die verminderte Auswurfleistung zu kompensieren.

17

Welche Laboruntersuchungen sind im Schock erforderlich?

a) Bestimmung von Blutgruppe und Rhesusfaktor,
b) Blutbild (Hb, Hk, Ery, Leukos),
c) Elektrolyte (Na, K),
d) Harnstoff, Kreatinin,
e) evtl. Blutgasanalyse.

18

Welche Überwachungsmaßnahmen sind im Schock erforderlich?

Engmaschige Kontrolle und Dokumentation von Puls, Blutdruck, Atemfrequenz, Temperatur, Urinausscheidung und zentralvenösem Druck.

19

Warum ist die Kontrolle der Urinausscheidung im Schock von großer Bedeutung?

Die stündlich ausgeschiedene Urinmenge dient der Beurteilung der Nierenfunktion. Urinausscheidungen unter 25-30 ml/h sind "kritische" Werte. Sie können auf eine Schockniere hinweisen.

20

Das Kardinalsymptom der Schockniere ist die Oligurie und
evtl. die Anurie. Wie sind
diese Symptome zu erklären?

Auch in der Niere kommt es im
Schock zu einer Drosselung der
Durchblutung. Dies führt zu ei-
ner Ischämie (Durchblutungsnot)
im Glomerulum- und Tubulussystem.
Die Folge ist eine verringerte
Harnproduktion bei gleichzeitiger
Anhäufung giftiger Stoffwechsel-
produkte im Blut.

21

Welche Bedeutung hat die Kontrolle des zentralen Venen-
druckes (ZVD) im Schock?

Die Messung des ZVD im Schock
dient:

a) der Differenzierung kardiogener oder hypovolämischer
   Schocks,
b) der Kontrolle der zugeführten
   Infusionsmenge.

22

Zwischen welchen Werten
schwankt der ZVD im Normalfall?

6 - 12 cm H_2O.

23

Was besagt ein ZVD von 4 cm
H_2O?

Es liegt eine Hypovolämie vor.

24

Was besagt ein ZVD von 19 cm
H_2O?

Ein ZVD von 19 cm H_2O kann auf
zwei verschiedene Weisen zustande kommen:

a) durch eine überreichliche
   Flüssigkeitssubstitution bei
   der Infusionstherapie,
b) bei kardiogenem Schock.

25

Bei größeren Blut- oder Flüssigkeitsverlusten entsteht bekanntlich ein hypovolämischer
Schock. Wann ist mit dem Auftreten größerer Blutverluste
zu rechnen?

Größere äußere Blutungen entstehen beispielsweise bei Gefäßver-
letzungen; größere innere Blutverluste entstehen bei Frakturen
großer Knochen, Rupturen von Leber, Milz usw.

26

Kann ein hypovolämischer
Schock auch anders als durch
eine größere Blutung verursacht werden?

Ja. Ein Volumenmangelschock entsteht auch häufig bei großflächi-
gen Verbrennungen und beim Ileus.

26

Wie kann eine großflächige
Verbrennung zu einem Volumenmangel führen?

Durch die verbrannten Hautbezirke entweichen große Flüssigkeits-
und Elektrolytmengen. Daher ist
bei jeder größeren Verbrennung
eine Schocktherapie erforderlich.

28
Wie kann es bei einem Ileus (Darmverschluß) zu einem hypovolämischen Schock kommen?

Bei einem Ileus entstehen Flüssigkeitsverluste auf zwei Wegen:

a) durch Exsudation (Flüssigkeitsaustritt) aus der geblähten Darmwand in das Darmvolumen. Die in das Darmvolumen abgegebene Flüssigkeit ist dem Kreislauf entzogen,
b) durch häufiges Erbrechen.

29
Wie muß ein Patient im hypovolämischen Schock gelagert werden?

Flache Lagerung mit Anhebung der Beine.

30
Entscheidende Bedeutung in der Therapie des hypovolämischen Schocks hat der Flüssigkeitsersatz durch entsprechende Infusionslösungen. Welche Infusionslösungen sollten hierbei zur Anwendung kommen?

Im hypovolämischen Schock sollte das Volumendefizit möglichst mit niedermolekularem Dextran (z.B. Rheomacrodex) ausgeglichen werden. Neben dem Volumenersatz verbessert das niedermolekulare Dextran auch die Mikrozirkulation, indem es die Blutviskosität ("Zähigkeit" des Blutes) herabsetzt.

31
Ist die Verwendung von niedermolekularem Dextran zum Volumenersatz unbegrenzt möglich?

Nein. Die niedermolekularen Dextrane sind nicht in der Lage, die Funktion der Erythrozyten (Sauerstofftransport) zu übernehmen. Sinkt der Hämatokrit auf Werte unter 30 (dies entspricht einem Blutverlust von über 20%), so muß eine Bluttransfusion erwogen werden.

1

Unter chirurgischen Infektionen versteht man Infektionskrankheiten, die eine chirurgische Behandlung erforderlich machen, oder machen können. Durch welche fünf Arten von Lebewesen werden chirurgische Infektionskrankheiten hervorgerufen?

Viren, Bakterien, Pilze, Protozoen (Einzeller) und Würmer.

2

Welchen Mikroorganismen kommt bei den chirurgischen Infektionskrankheiten die größte Bedeutung zu?

Bakterien.

3

Auf welche Weise kommt es am häufigsten zu einer bakteriellen chirurgischen Infektionskrankheit?

Der häufigste Infektionsmodus ist die Kontaktinfektion (Schmierinfektion).

4

Was versteht man unter Inkubationszeit?

Die Inkubationszeit ist der Zeitraum zwischen der Infektion (d.h. dem Eindringen der Erreger) und dem Ausbruch der Erkrankung (erste Krankheitssymptome).

5

Was versteht man unter Virulenz?

Die Fähigkeit, einen Organismus zu schädigen, ist bei den einzelnen Bakterienarten sehr unterschiedlich ausgeprägt. Den Grad des Schädigungsvermögens (Pathogenität) nennt man Virulenz des Erregers.

6

Warum sind Bakterien pathogen (krankmachend)?

Die Bakterien bilden Toxine (Gifte). Dies können Toxine sein, die von lebenden Bakterien nach außen abgegeben werden (Ektotoxine) oder Toxine, die nach Absterben der Bakterien freiwerden (Endotoxine).

7

Durch welche Faktoren wird die Schwere einer Infektion entscheidend beeinflußt?

a) Virulenz der Erreger
b) Zahl der Erreger
c) Abwehrlage des Organismus.

8
An welchen "klassischen" Zeichen kann man eine Entzündung erkennen?

a) Rubor (Rötung des entzündeten Gewebes)
b) Calor (Überwärmung des entzündeten Gewebes)
c) Dolor (Schmerzangabe)
d) Tumor (Schwellung)
e) Functio laesa (Einschränkung der Funktion).

9
Was versteht man unter einem Abszeß?

Ein Abszeß ist eine eitrige Gewebseinschmelzung, die durch Granulationsgewebe vom gesunden Gewebe abgegrenzt wird.

10
Welche Bakterien verursachen häufig einen Abszeß?

Staphylokokken und Escherichia coli.

11
Beim Abszeß findet man neben den fünf "klassischen" Zeichen einer lokalen Entzündung noch ein weiteres. Welches?

Fluktuation ("Schwappen" von abgekapselter Flüssigkeit).

12
Nach welchem Grundsatz muß ein Abszeß behandelt werden?

Ausreichend große Eröffnung (Inzision) des Abszesses, um das ungehinderte Abfließen des Eiters zu ermöglichen.

13
Welchen Sinn hat es, in die Abszeßhöhle nach der Inzision einen Salbenstreifen einzulegen?

Der Salbenstreifen verhindert, daß sich die Wunde oberflächlich schließt und es dadurch zu einer erneuten Eiteransammlung kommt.

14
Warum ist die systemische Gabe eines Antibiotikums bei einem unkomplizierten Abszeß sinnlos?

Bei der systemischen Antibioticagabe (oral, i.m., i.v.) wird das Antibiotikum auf dem Blutweg transportiert. Der Abszeß stellt jedoch eine vom übrigen Körper abgekapselte Höhle dar, in die das Antibiotikum über den Blutweg nicht hineingelangen kann.

15
Was versteht man unter einer Phlegmone?

Eine Phlegmone ist eine flächenhaft fortschreitende Entzündung des Gewebes.
<u>Beachten Sie:</u> Die Phlegmone wird im Gegensatz zum Abszeß nicht abgekapselt.

16
Welcher Erreger verursacht am häufigsten eine Phlegmone?

Streptokokken.

17
Welche Eigenschaft der Streptokokken verhindert die Abkapselung des Entzündungsgeschehens?

Die Streptokokken bilden zwei Enzyme (Streptokinase und Hyaluronidase), welche die Abriegelung des Entzündungsgeschehens verhindern.

18
Wie wird die unkomplizierte Phlegmone behandelt?

Ruhigstellung des infizierten Gebietes und Antibiotikagabe.

19
Wie nennt man eine Eiteransammlung in einer anatomisch vorgebildeten Höhle?

Empyem.

20
Nennen Sie einige Beispiele für das Vorkommen eines Empyems?

Z.B. Pleuraempyem, Gelenkempyem, Gallenblasenempyem usw.

21
Welche lokalen eitrigen Infektionskrankheiten kennen Sie noch außer Abszeß, Phlegmone und Empyem?

Z.B. Furunkel, Karbunkel, Schweißdrüsenabszeß, Erysipel, Panaritien.

22
Durch welche Erreger wird ein Furunkel verursacht?

Staphylokokken.

23
Auch ein Abszeß wurde durch Staphylokokken verursacht. Worin besteht jedoch der Unterschied zwischen Abszeß und Furunkel?

Ein Furunkel ist eine abszedierende Entzündung eines Haarbalges.

24
An welche Erkrankung sollte bei häufig wiederkehrenden Furunkeln oder bei mehreren gleichzeitig bestehenden Furunkeln (Furunkulose) gedacht werden?

In erster Linie an das Vorliegen eines Diabetes, jedoch auch an die Möglichkeit einer anderen, die Abwehrlage schwächenden Grundkrankheit (z.B. Leukämie, Karzinome usw.).

25
An welcher Stelle des Körpers wird ein Furunkel besonders gefürchtet?

Im Gesichtsbereich.

26
Warum sind Furunkel im Gesichtsbereich besonders gefürchtet?

Die Möglichkeit der Komplikationen eines Gesichtsfurunkels sind sehr ernst: Übergreifen der Entzündung auf das Gehirn.

27
Was versteht man unter einem
Karbunkel?

Ein Karbunkel entsteht durch
den Zusammenfluß mehrerer be-
nachbarter Furunkel.

28
Durch welche Erreger wird ein
Erysipel verursacht?

Streptokokken.

29
An welchen Körperstellen ist
das Erysipel hauptsächlich lokalisiert?

Gesicht und Unterschenkel.

30
Durch welche klinischen Zeichen
ist ein Erysipel charakteri-
siert?

Ein Erysipel erkennt man an der
flammenden Rötung des befallenen
Hautareals mit scharfer Abgren-
zung zur gesunden Haut.
Allgemeine Symptome: Fieber,
Schüttelfrost, gestörtes Allgemeinbefinden.

31
Mit welchem Sammelbegriff be-
zeichnet man eine Infektion im
Bereich der Finger und der
Zehen?

Panaritium.

32
Welche Allgemeininfektionen
haben bei der praktischen chirurgischen Tätigkeit heutzutage
die größte Bedeutung?

Tetanus und Osteomyelitis.

33
Welche deutsche Bezeichnung
ist für die Infektionskrankheit Tetanus gebräuchlich?

Wundstarrkrampf.

34
Welches Bakterium verursacht
den Wundstarrkrampf (Tetanus)?

Clostridium tetani.

35
Die Erreger des Tetanus (Clostridium tetani) gehören zu
den anaeroben Bakterien. Was
versteht man darunter?

Anaerobe Bakterien (Anaerobier)
wachsen nur in Abwesenheit von
Sauerstoff.

36
Da die Tetanuserreger anaerobe
Bakterien sind, muß man bei
welchen Wunden eine besondere
Tetanusgefährdung annehmen?

Verletzungen, die mit erheblichen Gewebsverschmutzungen
einhergehen (z.B. Schußverlet-
zungen, Verletzungen in der
Landwirtschaft, Verkehrsunfälle
usw.).

37
Die Inkubationszeit einer Tetanuserkrankung liegt zwischen
3 und 60 Tagen. Zunächst beginnt die Erkrankung mit un-
charakteristischen Symptomen
wie: Schweißausbruch, Kopf-
schmerzen, Muskelschmerzen,
Müdigkeit usw. Welche typischen Symptome treten nach
diesem "Vorstadium" auf?

a) <u>Irismus:</u>
   Starre der Kaumuskulatur.
b) <u>Risus sardonicus:</u>
   Maskenhaftes Grinsen.
c) <u>Opisthotonus:</u>
   Überstreckung der Halswirbel-
   säule.
d) <u>Krämpfe</u> der Extremitäten und
   der Rückenmuskulatur.

38
Die obengenannten Symptome
kommen durch eine Beeinflus-
sung des Zentralnervensystems
durch Clostridium tetani zustande. Wie gelangen die Clostridien ins Zentralnervensystem?

Die Clostridien selbst gelangen
überhaupt nicht ins ZNS. Unter
Abwesenheit von Sauerstoff vermehren sich die Clostridien in
der Wunde und produzieren ein
Ektotoxin. Dieses Ektotoxin gelangt über die Nervenfasern ins
Zentralnervensystem und verursacht dort die obengenannten
Symptome.

39
Eine der therapeutischen Maßnahmen bei einem erkannten Tetanus besteht in der radikalen
Wundausschneidung und der offenen Wundbehandlung. Können
Sie diese Maßnahme begründen?

Hierdurch wird das Milieu für die
Clostridien zerstört (sie brau-
chen anaerobe Bedingungen). Der
Nachschub an Ektotoxin wird dadurch unterbunden.

40
Durch welche Maßnahmen kann
das noch nicht im Nervensystem
fixierte Ektotoxin neutrali-
siert werden?

Durch die Gabe von Tetanus-Hy-
perimmunglobulin (z.B. Tetagam).

41
Warum kann sich im Verlaufe
einer Tetanuserkrankung die
Notwendigkeit einer künstli-
chen Beatmung ergeben?

Die Krämpfe der Muskulatur können auch auf die Atemmuskulatur
übergreifen. In diesem Falle
muß der Patient (wie in einer
Narkose) "curarisiert" werden.
D.h. durch Gabe von curareähn-
lichen Substanzen wird eine vollständige Erschlaffung der gesamten Muskulatur bewirkt. Da dann
jedoch auch die Atemmuskulatur
ausfällt, muß eine künstliche
Beatmung durchgeführt werden.

42
Auch heute ist die Prognose einer Tetanusinfektion schlecht. Daher kommt der Prophylaxe des Tetanus eine besondere Bedeutung zu. Wie sollte eine Tetanusprophylaxe im Idealfall aussehen?

Der Idealfall einer Tetanusprophylaxe ist die aktive Immunisierung des Verletzten. Dies geschieht durch drei Toxoidinjektionen (z.B. 0,5 ml Tetanol). Die ersten beiden Toxoidinjektionen erfolgen im Abstand von 4 Wochen. Die dritte Injektion erfolgt nach etwa 1 Jahr.

43
Wie wird die aktive Immunisierung durch das Tetanustoxoid (Tetanol) erreicht?

Durch spezielle Verfahren kann man die Giftwirkung des Ektotoxins der Clostridien zerstören. Das so "behandelte" Ektotoxin des Tetanuserregers heißt Tetanustoxoid (Tetanol). Injiziert man nun einem Menschen das Tetanustoxoid (Tetanol), so wirkt dies nicht mehr giftig. Das Immunsystem des Menschen wird jedoch zur Antikörperbildung gegen das Ektotoxin des Tetanus stimuliert. Kommt es jetzt zu einer wirklichen Tetanusinfektion, so neutralisieren die bereits im Körper vorhandenen Antikörper das Ektotoxin der Clostridien.

44
Welche Tetanusprophylaxe ist bei einem Nichtgeimpften im Verletzungsfalle durchzuführen?

Beim nichtgeimpften Verletzten ist eine gleichzeitige aktive und passive Impfung gegen Tetanus erforderlich. D.h. es müssen 0,5 ml Tetanustoxoid (0,5 ml Tetanol) injiziert werden und 250 E Tetanushyperimmunglobulin (250 E Tetagam).

45
Wohin werden Tetanol und Tetagam injiziert?

Beide Präparate müssen intramuskulär injiziert werden. Sollen beide Präparate gleichzeitig gegeben werden, so müssen sie auf verschiedene Körperseiten injiziert werden.

46
Was versteht man unter einer Osteomyelitis?

Eine Osteomyelitis ist eine eitrige Knocheninfektion, die in der Markhöhle beginnt und dann auf Spongiosa und Kortikalis übergreift.

47
Welche beiden Osteomyelitisformen werden unterschieden?

a) Hämatogene Osteomyelitis.
b) Posttraumatische Osteomyelitis.

48
Wie kommt es zur hämatogenen
Osteomyelitis?

Von einem Eiterherd im Körper
(z.B. Furunkel, vereiterter
Zahn usw.) streuen Bakterien in
die Blutbahn.

49
An welchen Symptomen kann man
eine akute hämatogene Osteomyelitis erkennen?

Allgemeine Symptome: hohe, sep-
tische Temperaturen mit initia-
lem Schüttelfrost, erhöhte Leukozyten und BSG.
Lokale Symptome: Rötung und Überwärmung der über dem befallenen
Knochen liegenden Haut, Klopf-
und Stauchungsschmerz, bei ge-
lenknahem Knochenbefall häufig
Gelenkerguß.

50
Wie behandelt man eine akute
hämatogene Osteomyelitis?

- Hochdosierte Gabe von staphy-
  lokokkenwirksamen Antibiotika
  (z.B. Oxacillin),
- Ruhigstellung der betroffenen
  Extremität,
- bei nachgewiesener Sequester-
  bildung: Entfernung des nekro-
  tischen Knochenmaterials.

51
Nach welchen Verletzungen ist
mit dem Auftreten einer posttraumatischen Osteomyelitis zu
rechnen?

Nach offenen Frakturen.

5 Thrombose und Embolie

1

Was versteht man unter einem Thrombus?

Ein Thrombus ist ein im Blutgefäß - beim Lebenden - entstandenes Blutgerinnsel.

2

Welche drei Komponenten führen zu einer erhöhten Thrombosegefahr?

Gesteigerte Gerinnungsneigung, Verlangsamung der Blutzirkulation, Schädigung der Gefäßwand.

3

Welche Körperregion ist am häufigsten von Thrombosen betroffen?

Untere Extremitäten.

4

Man unterscheidet oberflächliche und tiefe Venenthrombosen. Worin besteht der Unterschied?

Bei oberflächlichen Venenthrombosen sind die in der Subkutis gelegenen Venen befallen (z.B. V. saphena magna). Hier ist die Gefahr der embolischen Verschleppung gering. Bei den tiefen Venenthrombosen (z.B. V. femoralis, V. iliaca) können sich die gebildeten Thromben leicht ablösen und zur Lungenembolie führen.

5

Die oberflächlichen Venenthrombosen werden häufig als Thrombophlebitiden bezeichnet. Wie kommt man zu dieser Bezeichnung?

Einer Thrombophlebitis (oberflächlichen Venenthrombose) liegen häufig entzündliche Venenwandveränderungen zugrunde.

6

Woran erkennt man eine Thrombophlebitis?

Die befallene (oberflächliche) Vene ist gerötet und strangartig verdickt, und auf Druck sehr schmerzhaft.

7

Wie behandelt man eine Thrombophlebitis?

<u>Lokal</u>: Alkoholumschläge oder heparinhaltige Salben (z.B. Hirudoid).
<u>Systemisch</u>: Gabe von Antiphlogistika (z.B. Butazolidin Supp.).

8

An welchen Symptomen erkennt man eine tiefe Thrombose der unteren Extremität?

Bei ausgeprägter venöser Zirkulationsbehinderung ist das betroffene Bein prall geschwollen, blaß und insbesondere in der Wade

und über der Ferse druckschmerzhaft (deutliche Umfangsdiffe-
renz).
Bei weniger ausgeprägter Zirkulationsbehinderung kommt es lediglich zu einem gewissen Ödem
des Fußrückens und der Knöchel-
region. Der Wadenkompressions-
schmerz ist jedoch auch hier
fast immer positiv.

9
Welche Untersuchungsmethode
sichert die Diagnose tiefe
Beinvenenthrombose?

Phlebographie (röntgenologische
Darstellung der Venen mit Kontrastmittel).

10
Eine besonders gefürchtete Sonderform der tiefen Venenthrombosen ist die Phlegmasia
caerulea dolens. Was versteht
man darunter?

Bei der Phlegmasia caerulea dolens kommt es zu einer explo-
sionsartigen Gerinnselbildung,
die praktisch alle Venen eines
Beines betreffen. Das dabei
entstehende Ödem ist so massiv,
daß der arterielle Zustrom blok-
kiert wird. Gefahr der Bein-
gangrän.

11
Zur Thromboseprophylaxe dienen
die Förderung der Zirkulation
und die Herabsetzung der Gerinnungsneigung. Wie erreicht
man am besten eine Förderung
der Blutzirkulation?

a) <u>Frühmobilisierung</u>: D.h. (wenn
   möglich) Aufstehen innerhalb
   der ersten 24 Stunden, frühe
   intensive Bewegungen im Bett;
b) <u>echte Hochlagerung</u>: Das Knie
   darf nicht höher als die Ferse
   liegen; das Becken darf nicht
   tiefer liegen als die Verbin-
   dungslinie Ferse - Knie;
c) <u>Kompressionsverbände</u>.

12
Auf welche Weise wird durch
Anlage eines Kompressionsverbandes die venöse Blutzirkulation verbessert?

Durch den Kompressionsverband
wird der Venendurchmesser ver-
engt. Die gleiche Blutmenge muß
durch ein "dünneres" Gefäß
schneller strömen als durch ein
"dickeres".

13
Bei welcher Erkrankung ist
postoperativ die Anlage eines
Kompressionsverbandes besonders wichtig?

Varikosis.

14
Bei welcher Erkrankung darf
<u>nie</u> ein Kompressionsverband
angelegt werden?

Arterielle Verschlußkrankheit.

15
Welche medikamentöse Gerin-
nungsprophylaxe wird postoperativ bei gefährdeten Patienten häufig durchgeführt?

Low-dose-Heparinprophylaxe,
d.h. Gabe von 10 000 - 15 000 E
Heparin/24 h (z.B. 3 x 5 000 E
Heparin/24 h subkutan).

16
Wie wird eine tiefe Thrombose
der Bein- und Beckenvenen behandelt?

a) Thrombektomie: d.h. operative
   Entfernung des Thrombus.
b) Thrombolyse: Auflösung des
   Thrombus durch Streptokinase.

17
Welche Voraussetzung müssen
für einen Erfolg sowohl bei
der operativen (Thrombektomie)
als auch bei der konservativen
Therapie (Thrombolyse) vorliegen?

Die Erfolgsquote ist bei beiden
Verfahren um so besser, je
frischer die Thrombose ist.

18
Mit welchem Folgezustand muß
man rechnen, wenn eine tiefe
Thrombose nicht oder zu spät
behandelt wird?

Auftreten eines postthrombotischen Syndroms.

19
Was versteht man unter einem
postthrombotischen Syndrom?

Das postthrombotische Syndrom
ist der Folgezustand einer zu
späten oder unzureichend behandelten tiefen Venenthrombose.
Durch die chronische venöse Abflußbehinderung kommt es zur
Ödembildung und Schwellneigung
in der betroffenen Extremität.
Ernährungsstörungen der Haut und
Ulzera sind häufig.

20
Welche weitere Komplikation
droht einem Patienten, der an
einer tiefen Venenthrombose
leidet (neben dem postthrombotischen Syndrom)?

Lungenembolie. (Nicht selten ist
die Lungenembolie das erste
Symptom einer tiefen Venenthrombose.)

21
In welchen Situationen darf
eine Thrombolyse mit Streptokinase nicht durchgeführt werden?

- bei Magen-Darm-Ulzera,
- bei malignen Tumoren,
- bei Hypertonie (RR 200 mm Hg),
- bei Streptokokkeninfektionen
  und Endokarditis,
- im ersten Schwangerschafts-
  drittel,
- innerhalb der ersten Woche nach
  Operationen und Entbindungen.

6 Akuter Herz-Kreislaufstillstand

6.1 Diagnose

1

Besonderheit und Schwierigkeit
der Diagnosestellung des akuten Herz-Kreislauf-Versagens
liegen in den wenigen Sekunden,
die dafür zur Verfügung stehen.
Welche Symptome findet man
beim akuten Herz-Kreislauf-
Stillstand?

- Bewußtlosigkeit,
- Atemstillstand,
- Pulslosigkeit der großen Gefäße,
- weite, lichtstarre Pupillen,
- graue Hautfarbe.

2

Bereits 10 Sekunden nach dem
Herzstillstand kommt es zur
Bewußtlosigkeit. Genügt die
Feststellung der Bewußtlosig-
keit zur Diagnose des Herz-
Kreislauf-Stillstandes?

Nein. Das alleinige Symptom der
Bewußtlosigkeit rechtfertigt
keineswegs die Durchführung einer
"externen Herzmassage". Denken
Sie bitte daran, daß zahlreiche
Krankheiten zur Bewußtlosigkeit
führen können, z.B. Hypoglykämie,
Apoplexie, Commotio cerebri usw.

3

Wie prüft man am schnellsten,
ob ein bewußtloser Patient
atmet?

Beim Atemstillstand fehlen die
Bewegungen des Brustkorbes und
des Abdomens. Es ist unsinnig,
auf eine zyanotische Hautfarbe
zu warten, denn diese ist erst
zu sehen, wenn das Hämoglobin den
meisten Sauerstoff abgegeben hat.

4

Genügt es, zur Feststellung der
Pulslosigkeit den Puls der A.
radialis zu tasten?

Nein. Zur Feststellung der Pulslosigkeit muß eine große Arterie
getastet werden (z.B. Hals-
schlagader, Beinschlagader).
Begründung: Bei der Zentrali-
sierung des Kreislaufes im
Schock kann die Durchblutung der
Arme so gedrosselt sein, daß der
Puls an "normaler" Stelle trotz
bestehender Herzaktion nicht getastet werden kann.

5

Die lichtstarren weiten Pupillen sind ein sehr verläßliches
Symptom des Herzstillstandes.
Werden die Pupillen unmittelbar
nach dem Aussetzen des Herz-
schlages weit und lichtstarr?

Das Symptom weite, lichtstarre
Pupillen ist ca. 60 Sekunden nach
dem Herzstillstand zu beobachten.

6

Welche Zeit sollte für die
Diagnose "Herz-Kreislauf-Stillstand" nicht überschritten werden?

20 Sekunden.

6.2 Therapie

1
Sie haben einen akuten Herz-Kreislauf-Stillstand festgestellt. Nach welchem System muß die optimale Behandlung durchgeführt werden?

ABC(D)-System.

2
Was bedeuten die einzelnen Buchstaben des ABC(D)-Systems?

A = Atemwege freimachen
B = Beatmen
C = Cardiac Compression (Herzmassage)
D = Drug (Medikamente.

3
Wie erfolgt das Freimachen der Atemwege?

Neigung des Kopfes nach hinten, (evtl. Beseitigung von Fremdkörpern in Mund und Hals). Durch die Neigung des Kopfes nach hinten wird der Hals überstreckt, und die Zunge wird von der hinteren Rachenwand weggehoben.

4
Was hat man bei einer Mund-zu-Mund-Beatmung zu beachten?

Die Neigung des Kopfes nach hinten ist zu belassen. Die Nase des Patienten muß zugehalten werden. Bei richtig durchgeführter Atemspende hebt sich der Brustkorb des Patienten.

5
Bei der externen Herzmassage soll der Brustkorb (beim Erwachsenen) ca. 5-7 cm eingedrückt werden. An welcher Stelle wird die Herzmassage durchgeführt?

Im unteren (kaudalen) Drittel des Brustbeines. Suchen Sie zunächst das untere Ende des Brustbeines; 3-4 Querfinger oberhalb dieser Stelle befindet sich der Druckpunkt.

6
Bei der externen Herzmassage muß sich der Patient in einer horizontalen Lage befinden. Sind für die Lagerung noch weitere Dinge zu beachten?

Das Anheben der Beine verbessert den venösen Rückstrom und führt damit zu einer besseren Herzauswurfleistung. Liegt der Patient im Bett, so ist eine feste Unterlage (Brett) von Vorteil. Diese Art der Lagerung ist sehr nützlich. Verschwenden Sie jedoch hierfür keine kostbare Zeit. Beginnen Sie unmittelbar nach der Diagnosestellung mit der Wiederbelebung. Überlassen Sie die Lagerung einer dritten Hilfsperson.

7
Genügt es bei einem Herzstillstand, die externe Herzmassage
allein durchzuführen?

Nein. Das wäre großer Unsinn!
Zur externen Herzmassage gehört
die Beatmung. Bei einer alleinigen Herzmassage zirkuliert nur
sauerstoffarmes Blut!

8
Wird die Reanimation von zwei
Personen durchgeführt, so hat
sich welches Verhältnis von
Thoraxkompression und Beat-
mung bewährt?

5 : 1 (oder auch 5 : 2).

9
Welches Verhältnis zwischen
Thoraxkompression und Beatmung muß eingehalten werden,
wenn nur ein Retter zur Verfügung steht?

15 : 2 (oder auch 15 : 3).

10
Welche Besonderheiten sind für
die Reanimation des Säuglings
zu beachten?

Beim Säugling wird der Kopf nur
geringfügig nach hinten überstreckt. Die Herzmassage wird
in der Mitte des Brustbeines
durchgeführt. Beim Erwachsenen
sind insgesamt 60 Thoraximpres-
sionen in der Minute ideal. Beim
Kleinkind und Säugling sollte
die Zahl der Thoraxkompressionen
zwischen 80 - 120 liegen!

11
Wann darf eine Schwester die
Reanimation einstellen?

a) Wenn die Reanimation erfolgreich ist (z.B. Wiedererlan-
   gung des Bewußtseins, kräftige
   Pulsationen in der Halsschlag-
   ader ohne Thoraxkompression
   usw.).
b) Wenn der Arzt den Tod fest-
   stellt.

1
Sind die laienhafte Bezeichnung "Krebs" und der medizinische Fachausdruck "Tumor"
identisch?

Nein. Spricht der Laie von
Krebs, so ist bekanntlich eine
bösartige Geschwulst gemeint.
Der medizinische Ausdruck "Tumor"
meint jedoch lediglich einen
"raumfordernden" Prozeß im Organismus. Ein Tumor kann auch einmal ein abgekapselter Eiterherd
sein. Der Begriff Tumor im engeren Sinn bedeutet jedoch eine
Gewebsneubildung (Neoplasma).

2
Mit welchem Fachausdruck werden bösartige Tumoren bezeichnet?

Maligne Tumoren.

3
Was sind benigne Tumoren?

Gutartige Tumoren.

4
Ist der Begriff "maligner
Tumor" und "Karzinom" identisch?

Nein. Karzinome sind maligne
Tumoren, die vom Epithelgewebe
(Deckgewebe) ausgehen.

5
Wie heißen die malignen Tumoren, die nicht vom Epithelgewebe ausgehen?

Sarkome.

6
Was versteht man unter einem
malignen Tumor?

Ein maligner Tumor ist eine Gewebewucherung, die sinnlos und
ungeordnet wächst, in die benachbarten Gewebe einwandert,
diese zerstört und die ferner
die Neigung zu Metastasenbildung
besitzt.

7
Was versteht man unter "infiltrativem Wachstum einer Geschwulst"?

Das Eindringen des Tumors in die
benachbarten Gewebe.

8
Mit welchem Fachausdruck wird
die Eigenschaft maligner Tumoren, benachbartes Gewebe zu
zerstören, bezeichnet?

Destruktives Wachstum.

9

Können Sie ein Beispiel für destruktives Wachstum eines malignen Tumors angeben?

Ein maligner Knochentumor, der z.B. vom Knochenmark seinen Ursprung nimmt, kann die Kompakta des Knochens zerstören. Folge: Fraktur ohne eigentliches Trauma.

10

Was versteht man unter Metastasenbildung?

Metastasenbildung ist eine weitere Eigenschaft maligner Tumoren. Man versteht darunter die Fähigkeit maligner Geschwülste, Tochterzellen im gesamten Organismus zu verstreuen. Aus solchen Tochterzellen können dann wieder Tumoren heranwachsen, die ihrerseits wiederum metastasieren können!

11

Können Sie neben dem infiltrativen und destruktiven Wachstum sowie der Metastasenbildung noch eine weitere Eigenschaft maligner Tumoren nennen?

Die Rezidivneigung.

12

Was versteht man unter einem Tumorrezidiv?

Nach einer chirurgischen Tumorentfernung kommt es am gleichen Ort erneut zu einer Tumorbildung. Besonders maligne Geschwülste neigen zu Rezidiven.

13

Um einen malignen Tumor. Der Tumor zeigt eindeutig die Kriterien des infiltrativen und destruktiven Wachstums (bei <u>A</u> Grenze zwischen Tumor und destruiertem Bindegewebe und Muskulatur).

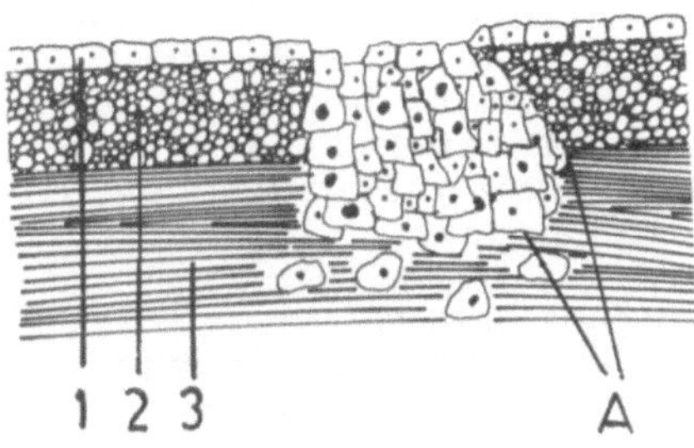

Handelt es sich in der obigen Zeichnung um einen malignen oder einen benignen Tumor? (Begründung)

14
Um welchen Typ (Karzinom oder
Sarkom) eines malignen Tumors
handelt es sich dabei?

Um ein Karzinom. Der Tumor geht
vom Epithelgewebe aus.

15
Betrachten Sie in der Skizze
auf S. 31 einmal die Zelle des
gesunden Epithelgewebes und
des tumorösen Epithelgewebes.
Welche Unterschiede fallen
Ihnen auf?

Die Zellen des Karzinoms sind
unterschiedlich groß und unterschiedlich in ihrer Gestalt.
Ferner ist das Verhältnis zwischen Zellkern und Zytoplasma
häufig zu Gunsten des Zellkerns
verschoben. (Dies sind zwei weitere Kriterien eines malignen
Tumors.)

16
Können Sie einige Beispiele
für ein infiltratives Tumor-
wachstum nennen?

<u>Gallenblasen-Ca.</u> → Infiltration
in die Leber.
<u>Magen-Ca.</u> → Vom Epithelgewebe
der Magenschleimhaut ausgehend,
wächst es durch die Muskularis
und die Serosa.
<u>Nieren-Ca.</u> → Infiltration in die
Nierenvene.

17
Sie haben inzwischen die wesentlichen Kriterien eines malignen Tumors kennengelernt.
Welche Eigenschaft des malignen Tumors ist häufig für den
ungünstigen Ausgang des Tumor-
leidens verantwortlich?

Die Metastasenbildung. Hierdurch
wird das zunächst lokal, auf ein
Organ begrenzte Tumorgeschehen
zu einer den gesamten Organismus
betreffenden Erkrankung.

18
Ist der Nachweis von Tumorme-
tastasen gleichbedeutend mit
der Feststellung der Unheil-
barkeit des Tumors?

Keineswegs. Die Metastasen können zunächst auf die Nachbarschaft des Tumors begrenzt sein.
In einem solchen Fall sind sie
durchaus einem chirurgischen Eingriff zugänglich.

19
Auf welchen zwei prinzipiell
verschiedenen Wegen können maligne Tumoren metastasieren?

a) Lymphogene Metastasierung.
b) Hämatogene Metastasierung.

20
Ein Beispiel für eine lymphogene Metastasierung kann man
am Mamma-Ca. studieren. Wohin
metastasiert das Mamma-Ca. zunächst?

Das Mamma-Ca. (insbesondere in
den äußeren Abschnitten der
Mamma) siedelt Zellen ab, die
über die Lymphbahnen in die
Lymphknoten der Achselhöhle verschleppt werden und hier zu neuen
Tochtergeschwülsten heranwachsen
können.

21
Können sich die Metastasen eines malignen Tumors nur auf
dem Lymph- oder Blutweg aus-
breiten?

Nein. Tumorzellen können auch in
der unmittelbaren Umgebung des
Tumors verschleppt werden und
Metastasen bilden, z.B.:
- Ösophagus-Ca. der Vorderwand
  → gegenüberliegende Stelle der
  Hinterwand;
- Leber-Ca. → Ausbreitung in den
  Gallengängen.

22
Welcher Unterschied hinsicht-
lich ihrer Metastasierungswege
besteht zwischen den Karzinomen und Sarkomen?

In der Regel metastasieren Karzinome zunächst lymphogen (später natürlich auch hämatogen).
Sarkome metastasieren bereits
primär hämatogen.

23
Welche malignen Tumoren metastasieren besonders häufig in
das Skelett?

1. Bronchus-Ca.
2. Hypernephron (Nieren-Ca.)
3. Mamma-Ca.
4. Prostata-Ca.
5. Magen-Ca.
6. Schilddrüsen-Ca.

24
Nicht jeder maligne Tumor ist
gleich maligne. Von welchen
Kriterien hängt die Maligni-
tät des Tumors ab?

1. Wachstumsgeschwindigkeit: je
   schneller wachsend, desto
   maligner.
2. Differenzierungsgrad: je weniger differenziert, desto
   maligner.

25
Was versteht man unter dem
Differenzierungsgrad eines
Tumors?

Im Mikroskop hat ein maligner
Tumor meist noch eine gewisse
Ähnlichkeit mit dem Gewebe, aus
dem er entstanden ist. Je mehr
nun das Tumorgewebe dem "Mutter-
gewebe" gleicht, desto höher ist
der Differenzierungsgrad und
desto weniger maligne ist der
Tumor.

26
Bekanntlich werden bestimmte
maligne Tumoren bestrahlt. Wovon ist es abhängig, ob Tumoren bestrahlt werden?

Vom Differenzierungsgrad des Tumors. Je weniger differenziert
ein Tumor ist, desto strahlungs-
empfindlicher ist er.

27
Mit welchen Folgen ist prinzipiell bei einem Patienten zu rechnen, der an einem malignen Tumor leidet?

1. Einengung wichtiger Organpassagen (z.B. Bronchus, Magenausgang, Darm, Ureter usw.).
2. Perforation eines Hohlorgans (z.B. Magen, Kolon).
3. Gefäßwandinfiltration → schwere Blutung.
4. Tumorkachexie ("Auszehrung" des Patienten).
5. Paraneoplastische Syndrome.

28
Was versteht man unter einem "paraneoplastischen Syndrom"?

Manche Tumoren bilden Hormone oder hormonähnliche Substanzen, die fernab des Tumors zu Veränderungen führen, oft längst bevor der eigentliche Tumor erkannt wird. Z.B. Pankreas-Ca. → gehäufte tiefe Venenthrombosen als paraneoplastisches Syndrom.

29
Die malignen Tumoren werden international nach dem TNM-System eingeteilt. Was bedeutet in diesem System das "T"?

Mit "T" wird die Größe und Ausdehnung des Primärtumors beschrieben. So bedeutet z.B. T_1 kleiner, auf das Organ begrenzter Primärtumor.
T_3 bedeutet: Tumor hat die Organgrenze überschritten.

30
Was bedeutet im TNM-System das "N"?

Das "N" bezieht sich auf das Vorhandensein von regionären Lymphknotenmetastasen. Z.B.:

N_0 = keine Lymphknotenmetastasen;
N_3 = bereits fixierte Lymphknotenmetastasen und Befall auch schon entfernter regionärer Lymphknoten.

31
Das M im TNM-System bezieht sich auf die Fernmetastasen. Was bedeutet dann wohl konkret M_0 und M_1?

M_0 = Keine Fernmetastasen.
M_1 = Fernmetastasen vorhanden.

32
Wie müßte die Tumorformel für einen kleinen, auf sein Ursprungsorgan beschränkten Tumor ohne regionäre und ohne Fernmetastasen lauten?

T_1, N_0, M_0

33
Neben den benignen und malignen Tumoren gibt es auch noch semimaligne Tumoren. Was versteht man hierunter?

Semimaligne Tumoren haben nahezu alle Eigenschaften eines malignen Tumors mit einer Ausnahme: sie bilden keine Metastasen.

34
Können Sie einen bekannten semimalignen Tumor der Haut nennen?

Basaliom.

35
Welche drei malignen Tumoren kommen beim Mann am häufigsten vor?

- Bronchial-Ca.,
- Kolon-Ca.,
- Magen-Ca.

36
Welche drei malignen Tumoren kommen bei der Frau am häufigsten vor?

- Mamma-Ca.,
- Karzinome der inneren Geschlechtsorgane (Uterus, Ovar),
- Magen-Ca.

II Spezielle Chirurgie

1 Die Schilddrüse

1

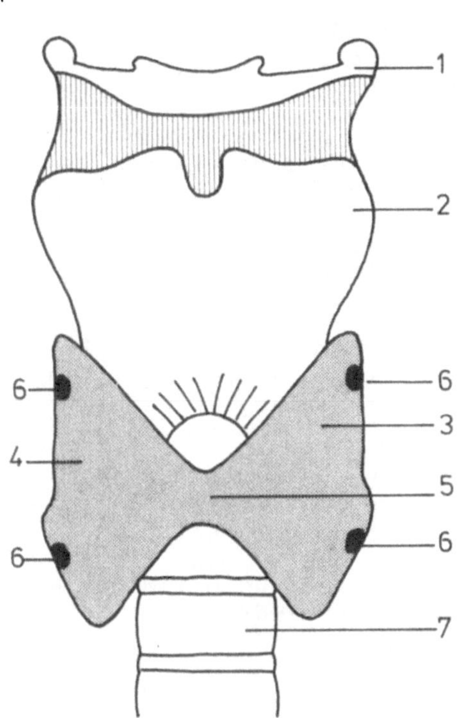

Bezeichnen Sie die einzelnen
Abschnitte in obenstehender
Skizze!

2
Im Zusammenhang mit Erkrankungen der Schilddrüse hört man
häufig den Begriff "Struma".
Was ist eine Struma?

3
Mit welchem Fachausdruck bezeichnet man eine Überfunktion
der Schilddrüse?

4
Was ist eine Hypothyreose?

1   Zungenbein
2   Schildknorpel
3   Linker Schilddrüsenlappen
4   Rechter Schilddrüsenlappen
5   Schilddrüsenisthmus
6   Epithelkörperchen oder Neben-
    schilddrüse
7   Luftröhre (Trachea)

Eine Vergrößerung der Schilddrüse heißt Struma (Kropf).
Beachten Sie bitte: Die Bezeichnung Struma sagt nichts aus über
den Funktionszustand der Schilddrüse.

Hyperthyreose.

Eine Unterfunktion der Schilddrüse.

5
Mit welchem Fachausdruck wird
die regelrechte Schilddrüsenfunktion bezeichnet?

Euthyreose.

6
Was besagt die Begriffskom-
bination "euthyreote Struma"?

Eine vergrößerte Schilddrüse
(Struma), die eine regelrechte
Funktion hat.

7
In der Schilddrüse werden u.a.
die Hormone Thyroxin und Trijodthyronin gebildet. Welche
Aufgaben haben diese Hormone?

Beide Hormone steigern den
Stoffwechsel, erhöhen den Grund-
umsatz, steigern Blutdruck und
Puls und fördern Wachstum und
Skelettreifung.

8
Was wird im T_3-, T_4-Test be-
stimmt?

Die Menge der im Blut zirkulie-
renden Hormone Thyroxin (T_4) und
Trijodthyronin (T_3).

9
Kann man mit Hilfe des T_3-,
T_4-Testes feststellen, ob eine
Hypo-, Eu- oder Hyperthyreose
vorliegt?

Ja. Ein über die Norm erhöhter
T_3-, T_4-Spiegel liegt bei einer
Hyperthyreose vor. Bei Euthyreose sind die Hormone T_3, T_4
im Normbereich und bei einer Hypothyreose erniedrigt.

10
Mit welcher nuklearmedizini-
schen Untersuchungsmethode kann
eine Schilddrüse dargestellt
werden?

Mittels Schilddrüsenszintigramm

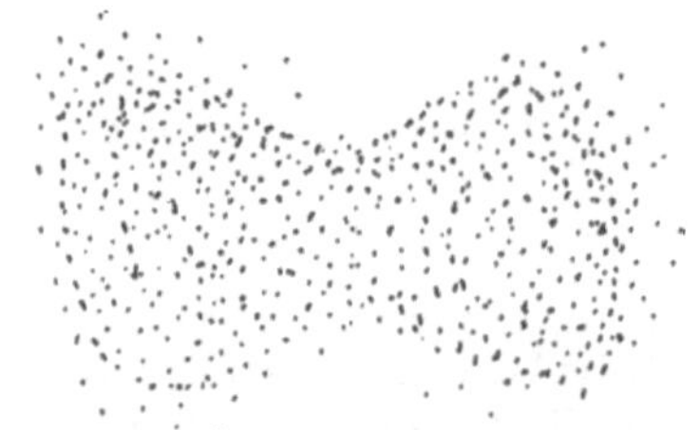

(normales Schilddrüsenszintigramm).

11
Worauf beruht das Prinzip der
Schilddrüsenszintigraphie?

Dem Patient wird eine radioak-
tive Substanz injiziert, die sich
in der Schilddrüse anreichert.

12
Welche häufige Schilddrüsenerkrankung ist im unten abge-
bildeten Szintigramm dargestellt?

Ein kalter Knoten.
Man erkennt den kalten Knoten im
Szintigramm an der fehlenden
Speicherung des radioaktiven
Stoffes (A).

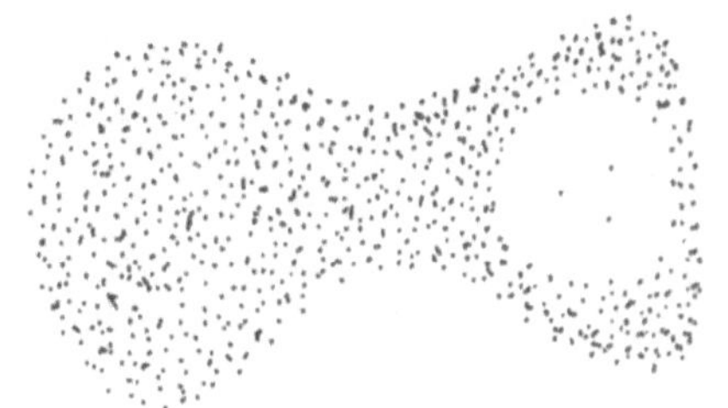

13
Was sind kalte Knoten?

Kalte Knoten sind funktionell unterwertige Bezirke in der Schilddrüse, die meist flüssigkeitsgefüllt sind. In diesen Bezirken findet keine wesentliche Hormonproduktion statt. Ein radioaktiver Stoff wird dort nicht gespeichert.

14
Beim Nachweis eines kalten Knotens in der Schilddrüse besteht eine Operationsindikation. Warum?

Die große Gefahr der kalten Knoten besteht in ihrer malignen Entartung. Dabei wird die Häufigkeit der malignen Entartung mit 5-10 % angegeben.

15
Wie wird ein einzelner kalter Knoten in der Schilddrüse operiert?

Das Prinzip der Operation besteht in der selektiven Entfernung des kalten Knotens und der anschließenden histologischen Untersuchung.

16
Neben den kalten Knoten kommen in der Schilddrüse auch warme und heiße Knoten vor. Zunächst zu den heißen Knoten. Was ist ein heißer Knoten?

Heiße Knoten sind Schilddrüsentumoren, die der normalen Regulation nicht mehr unterliegen. D.h. sie produzieren ohne Rücksicht auf den Gesamtbedarf Schilddrüsenhormone.

17
Von welcher anderen Hormondrüse wird die Schilddrüsenfunktion reguliert?

Von der Adenohypophyse (Hypophysenvorderlappen).

18
Welches Hormon der Adenohypophyse stimuliert die Schilddrüsenfunktion?

Das TSH (thyreoideastimulierendes Hormon).

19
Ein heißer Knoten ist also ein Schilddrüsentumor, der der Regulation durch die Hypophyse nicht mehr unterworfen ist. Welcher andere Ausdruck, der diese Autonomie beschreibt, ist für den heißen Knoten noch gebräuchlich?

Autonomes Adenom.

20
Beim autonomen Adenom (heißer Knoten) werden zwei verschiedene Formen unterschieden. Welche?

1. Das kompensierte autonome Adenom.
2. Das dekompensierte autonome Adenom.

21
Worin liegt der Unterschied zwischen kompensiertem und dekompensiertem autonomen Adenom?

Die kompensierte Form läßt noch eine Restfunktion der Schilddrüse zu. Es besteht eine Euthyreose. Das dekompensierte Adenom unterdrückt die gesamte übrige Schilddrüsenfunktion. Das dekompensierte Adenom produziert überschiessend Schilddrüsenhormone. Es besteht eine Hyperthyreose.

22
Versuchen Sie, das szintigraphische Bild eines dekompensierten autonomen Adenoms zu skizzieren!

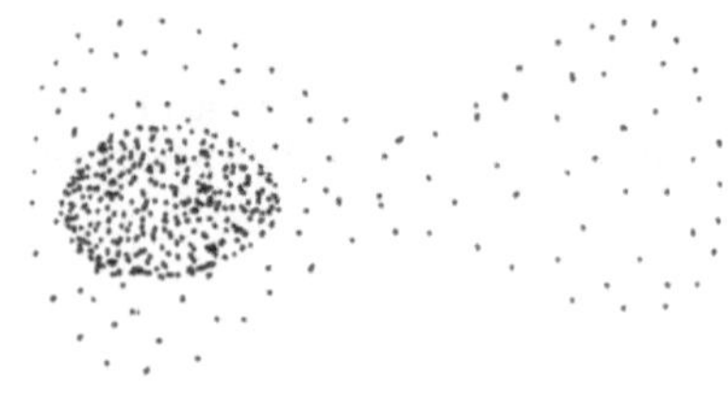

Dekompensiertes autonomes Adenom.

<u>Beachten Sie:</u> Das dekompensierte autonome Adenom liegt im obigen Beispiel im rechten Schilddrüsenlappen. Das gesamte übrige Schilddrüsengewebe ist in seiner Funktion unterdrückt. Dennoch besteht eine Hyperthyreose, da das Adenom erhebliche Schilddrüsenmengen ohne Rücksicht auf den tatsächlichen Bedarf produziert.

23
Bei obigem Patienten wurde ein
bestimmtes Hormon injiziert.
Danach findet man im Szintigramm folgendes Bild:

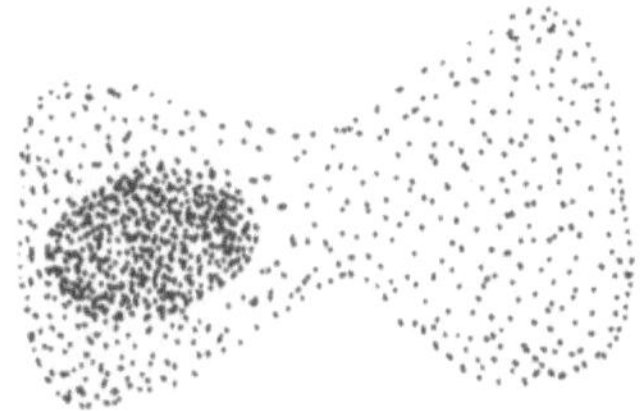

Welches Hormon wurde injiziert,
und wie ist dies zu erklären?

Es wurde TSH injiziert. Danach
stellt sich neben dem autonomen
Adenom (A) das übrige Schilddrü-
sengewebe normal dar.
Begründung: Durch die beträchtliche Hormonproduktion in dem
autonomen Adenom wird in dem
Regelkreis zwischen Schilddrüse
und Hypophyse in der Hypophyse
die TSH-Produktion gestoppt. Das
TSH-abhängige gesunde Schilddrü-
sengewebe ist daher funktionslos. Wird nun TSH injiziert, so
erhält das gesunde Schilddrüsen-
gewebe seine normale Funktion
zurück. Es stellt sich im Szintigramm dar.

24
Wie werden heiße Knoten (autonome Adenome) behandelt?

Die heißen Knoten werden aus
dem übrigen gesunden Schild-
drüsengewebe entfernt (exstir-
piert).

25
Warum sollten autonome Adenome
operiert werden?

Bei jedem autonomen Adenom besteht die Gefahr, daß sich eine
Hyperthyreose entwickelt (dekompensierte Form). Eine Hyperthyreose verursacht - z.B. durch
Erhöhung des Blutdrucks - eine
Reihe von Schäden an anderen Organen.

26
Was versteht man unter einem
warmen Knoten?

Warme Knoten sind degenerierte
Schilddrüsenbezirke, die jedoch
noch eine gewisse Hormonaktivität
entfalten.

27
Eine weitere recht häufige
Schilddrüsenerkrankung ist die
diffuse Struma. Wird die diffuse Struma operativ behandelt?

In der Mehrzahl der Fälle genügt
eine medikamentöse Therapie, mit
der ein Weiterwachsen der Struma
oft verhindert werden kann. Eine
operative Therapie ist bei der
diffusen Struma nur erforderlich,
wenn es zu Komplikationen kommt.

28
Eine recht unangenehme, operationsbedürftige Komplikation einer Struma ist in untenstehender Skizze dargestellt. Um welche Komplikation handelt es sich?

Die Einengung der Luftröhre (Trachea). Die Betroffenen empfinden eine sehr unangenehme Beeinträchtigung der Atmung.

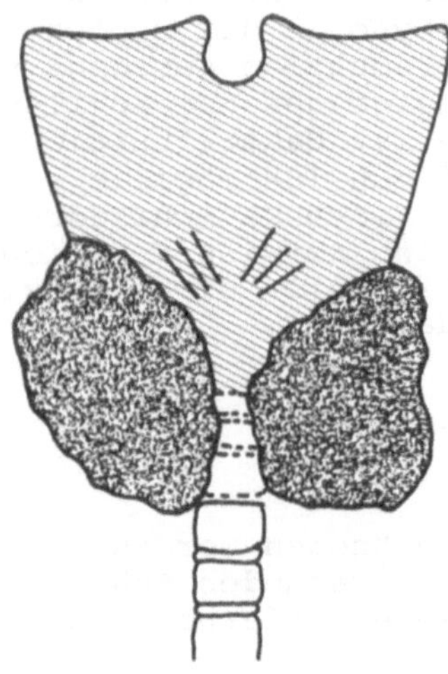

29
Woran muß man denken, wenn ein Patient mit einer großen Struma über Schwierigkeiten beim Herunterschlucken von festen Speisen klagt?

Durch eine Struma kann nicht nur die Trachea, sondern auch der unmittelbar dorsal der Trachea liegende Ösophagus eingeengt werden.

30
Wie nennt man das Operationsverfahren, mit dem man eine diffuse Struma behandelt?

Subtotale Strumektomie.

31
Was bedeutet "subtotale Strumektomie"?

Subtotale Strumektomie bedeutet, daß die vergrößerte Struma, bis auf zwei kleine Reste, die etwa die Größe eines Daumengliedes haben, entfernt wird.

32
Nach einer subtotalen Strumektomie klagt ein Patient über eine ausgeprägte Heiserkeit. Die Heiserkeit ist auch nach 2 Wochen noch nicht gebessert. Was würden Sie in diesem Fall diagnostizieren?

Einseitige Rekurrensparese. Begründung: In unmittelbarer Nachbarschaft der Schilddrüse verläuft auf beiden Seiten der N. recurrens. Der N. recurrens ist einer jener Nerven, der die Stimmbandbeweglichkeit steuert. Genau gesagt: Er öffnet die Stimmritze. Wegen der engen

Nachbarschaft des N. recurrens mit der Schilddrüse kann der N. recurrens leicht verletzt werden. Bei einer einseitigen Verletzung kommt es zu Heiserkeit.

33
Wie hoch ist die Rate der Rekurrensverletzungen nach Schilddrüsenoperationen?

Im Durchschnitt zwischen 2-4 %. Es ist jedoch zu beachten, daß diese Rate bei der Op. isolierter kalter Knoten deutlich niedriger liegt, hingegen bei Rezidivstrumen und Schilddrüsenmalignomen deutlich höher.

34
Warum sollte der Kalziumspiegel im Blut in der ersten postoperativen Woche nach einer Schilddrüsenoperation routinemäßig kontrolliert werden?

Neben der Rekurrensparese ist die Verletzung der Epithelkörperchen eine weitere typische Komplikation einer Schilddrüsenoperation.
Die Epithelkörperchen (Nebenschilddrüsen) bilden das Parathormon. Das Parathormon hebt im Blut den Kalziumspiegel. Kommt es zu einem Ausfall des Parathormons, so ist eine Hypokalzämie die Folge.

35
Welche Folgen hat eine Hypokalzämie für die Betroffenen?

Das Kalzium dient u.a. für eine regelrechte Übertragung der Erregung vom Nerv zum Muskel. Liegt ein Kalziummangel vor, so kommt es zur (hypokalzämischen) Tetanie. Bei Patienten beobachtet man eine Pfötchenstellung der Hände und evtl. auch der Füße.

36
Unter welchen Bedingungen kommt es noch zu einer Tetanie?

Nach Hyperventilation. Man spricht hier - im Gegensatz zur hypokalzämischen Tetanie - von einer Hyperventilationstetanie.

37
Kann man die hypokalzämische Tetanie behandeln?

Ja. Während der akuten Tetanie gibt man Kalzium (oral oder langsam i.v.). Zur Dauertherapie kann man Kalzium und Parathormon verordnen.

38

Warum ist nach einer subtotalen Strumektomie die konsequente Langzeittherapie mit Schilddrüsenhormonen (z.B. Thyroxin) erforderlich?

Aus zwei Gründen:

1. Nach subtotaler Strumektomie reicht der verbleibende Schilddrüsenrest häufig nicht mehr aus, den Bedarf an Schilddrüsenhormonen zu dekken. Es besteht eine Hypothyreose.
2. Werden die Schilddrüsenhormone nicht regelmäßig eingenommen, so wächst der Schilddrüsenrest erneut, und es kann wieder eine Struma entstehen.

39

Wie nennt man das erneute Entstehen einer Struma nach einer Operation?

Rezidivstruma.

40

Was versteht man unter einer Struma maligna?

Unter dem Begriff Struma maligna faßt man die zahlreichen Typen der bösartigen Schilddrüsentumoren zusammen.

41

Welches Ziel strebt die chirurgische Therapie der Struma maligna an?

Ziel der chirurgischen Therapie ist die radikale Entfernung der malignen Geschwulst, einschließlich aller befallenen Lymphknoten.

1

Bei einem Neugeborenen kommt
es bei der ersten Mahlzeit zu
einem Regurgitieren von Milch
und Speichel. Zusätzlich hustet
das Kind, und vorübergehend
entwickelt sich eine Zyanose.
Um welche angeborene Erkrankung
handelt es sich bei dem Kind?

2

Lesen Sie bitte noch einmal
genau die Symptome der Ösophagusatresie, die in Frage 1 beschrieben sind. Das Regurgitieren ("Zurückfließen") von
Milch und Speichel ist ja
durch die Verlegung (Atresie)
der Speiseröhre unmittelbar
verständlich. Warum hustet jedoch das Kind, und warum entwickelt sich vorübergehend eine
Zyanose?

3

Stellen Sie die häufigste Form
der Ösophagusatresie mit Fi-
stelung des unteren Ösophagus-
abschnittes in die Trachea in
einer Skizze dar.

Um eine Ösophagusatresie.
Die Ösophagusatresie ist eine
angeborene Verlegung eines Abschnittes der Speiseröhre. Diese
Mißbildung ist relativ häufig
(1:2000 Geburten).

Die Ösophagusatresie ist recht
häufig mit einer Fistel in die
Trachea (ösophagotracheale Fi-
stel) verbunden. Ist nun der
obere Ösophagusabschnitt mit der
Trachea verbunden, so fließt die
Nahrung direkt in die Trachea.
Aber auch wenn nur der untere
Ösophagusabschnitt (häufigste
Form) mit der Trachea kommuni-
ziert, kommt es infolge des
"Überlaufens" der Speiseröhre
zu einer Aspiration von Speichel
und Milch.

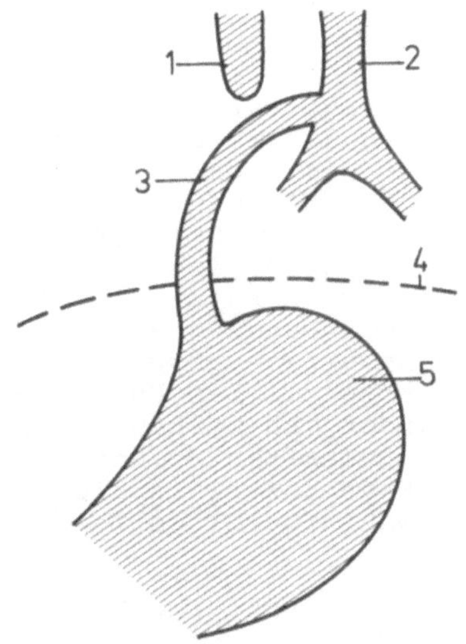

1 oberer Ösophagus
2 Trachea
3 unterer Ösophagus mit Fistel
4 Zwerchfell
5 Magen

4

Warum ist es für das Neugeborene lebenswichtig, daß diese Mißbildung möglichst bald erkannt wird?

5

Worin besteht das Prinzip der operativen Behandlung einer Ösophagusatresie?

Durch die Aspiration von Nahrung oder auch durch Einfließen von Magensaft in die Lunge entwickelt sich häufig eine Pneumonie.

1. Durchtrennung der Fistel zwischen Ösophagus und Trachea.
2. Anastomosierung der beiden Ösophagusstümpfe.
3. Vorübergehende Anlage einer Magenfistel zur Sicherung der Anastomose.

6

Bei einem 4jährigen Kind, das bisher gesund und unauffällig war, kommt es akut zu einem heftigen Würgereiz. Dieser Würgereiz wird noch durch Trinken verstärkt. Da das Kind ständig weint, läßt sich keine Anamnese erheben. An was sollte man bei dieser Symptomatologie denken?

An einen (verschluckten) Fremdkörper in der Speiseröhre. Die Fremdkörper bleiben im Bereich des Ösophagus meist in den drei physiologischen Engstellen stecken.
Eine einwandfreie Diagnose ist gastroskopisch oder radiologisch möglich.

7

Warum ist es wichtig, daß ein Fremdkörper im Ösophagus möglichst bald und sehr schonend entfernt wird?

Ein harter Fremdkörper, der längere Zeit in der Speiseröhre steckt, kann durchspießen (sog. innerer Dekubitus).

8

Eine 35jährige Patientin klagt seit etwa 6 Jahren über Schmerzen hinter dem Sternum, und sie habe das Gefühl, die Nahrung bleibe ihr in der Speiseröhre stecken. Es kann beobachtet werden, daß die Patientin Stunden nach der Nahrungsaufnahme Speisen unverdaut auswürgt.
Bei der körperlichen Untersuchung findet man keinen wesentlichen krankhaften Befund. An welcher Krankheit wird die Patientin wahrscheinlich leiden?

Die Patientin leidet wahrscheinlich unter einer <u>Achalasie.</u>
(Sollten Sie einen Ösophagustumor, insbesondere ein Ösophagus-Ca. vermutet haben, so ist dies auf den ersten Blick durchaus verständlich.) Gegen ein Ösophagus-Ca. spricht jedoch sowohl das Alter der Patientin, aber mehr noch die Zeit der Beschwerden. Ein unbehandeltes Ösophagus-Ca. kann man praktisch nicht 6 Jahre überleben.

9

Was versteht man unter einer Achalasie?

Die Achalasie ist eine Öffnungslähmung im Bereich der Kardia. Psychogene Faktoren spielen in Auslösung und Manifestation der Krankheit eine wesentliche Rolle.

10
Können Sie nach dem oben Gesagten das Röntgenbild des Ösophagus-Magenübergangs bei einer Achalasie skizzieren?

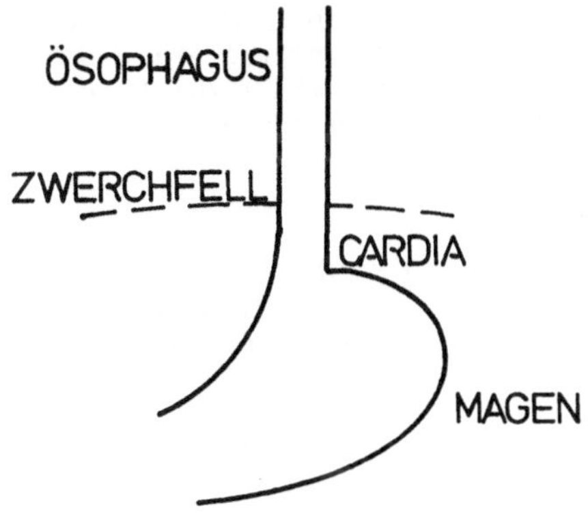

Normalbefund

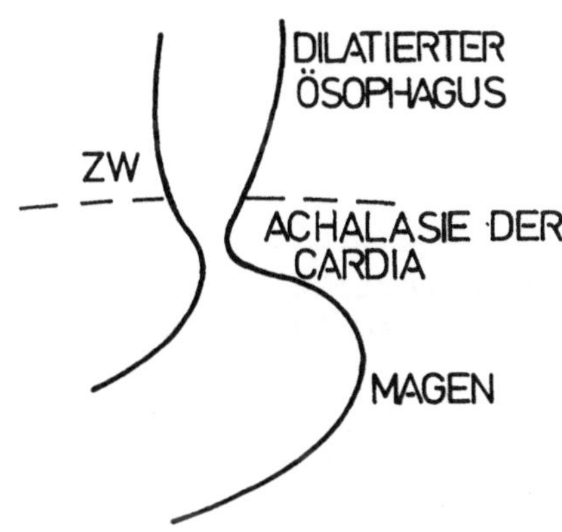

Achalasie

11
Wie wird eine Achalasie behandelt?

Zunächst mittels Psychotherapie und evtl. Dilatation (Erweiterung) der eingeengten Kardia mittels Sonde oder Dilatator.Bei Versagen der konservativen Maßnahmen Operation. Das Verfahren der Wahl ist die Kardiomyotomie. Dabei wird die Muskulatur des unteren Ösophagus bis zur Schleimhaut eingeschnitten.

12
Eine relativ seltene Erkrankung der Speiseröhre sind die Divertikel. Was versteht man unter einem Ösophagusdivertikel?

Die Ösophagusdivertikel sind "Aussackungen" der Ösophaguswand.

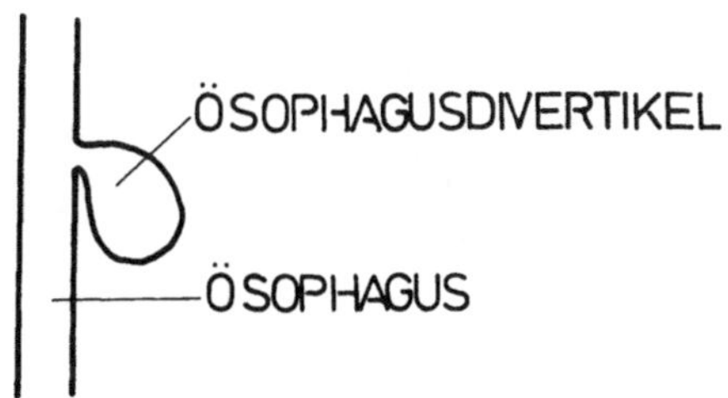

13
Welche beiden Typen von Ösophagusdivertikel werden unterschieden?

1. Pulsionsdivertikel.
2. Traktionsdivertikel.

14
Worin besteht der Unterschied zwischen einem Pulsions- und einem Traktionsdivertikel?

Für die Pulsionsdivertikel sind Muskelschwäche oder gar Muskellücken ursächlich. Durch diese Lücken prolabiert die Ösophagusschleimhaut, und die typische Aussackung entsteht. Die Traktionsdivertikel entstehen durch entzündlich schrumpfende Prozesse in der Nachbarschaft des Ösophagus.

15
An welcher Stelle sind die Traktionsdivertikel vorzugsweise lokalisiert?

Im mittleren Ösophagusabschnitt und damit in der Nachbarschaft der Aufzweigung der Trachea.

16
Welche Symptome verursachen die Ösophagusdivertikel?

Die Betroffenen klagen hauptsächlich über länger anhaltende Schwierigkeiten beim Schlucken. Nicht selten wird über ein gurgelndes Geräusch berichtet, wenn Getränke oder Nahrung in den Divertikelsack ein- oder austritt. Häufig kommt es auch zur Regurgitation unverdaulicher Speisen.

17
Ein 64jähriger Patient berichtet, seit etwa 6 Wochen habe er das Gefühl, feste Speisen blieben nach dem Herunterschlucken irgendwo stecken. Nach dem Essen habe er einen dumpfen Schmerz hinter dem Brustbein. Suppen und Getränke könne er einwandfrei zu sich nehmen. Bei der Röntgenuntersuchung des Ösophagus findet man folgendes Bild:

Um ein Ösophaguskarzinom. Bei dem Symptom "Dysphagie" - also dem Auftreten von Schmerzen beim Herunterschlucken von Speisen - sollte man stets an die Möglichkeit eines Ösophagustumors denken. Bei der Röntgenuntersuchung festgestellte Ösophagusstenose beweist praktisch die Diagnose Ösophaguskarzinom.
Benigne Tumoren des Ösophagus oder auch Ösophagussarkome sind selten.

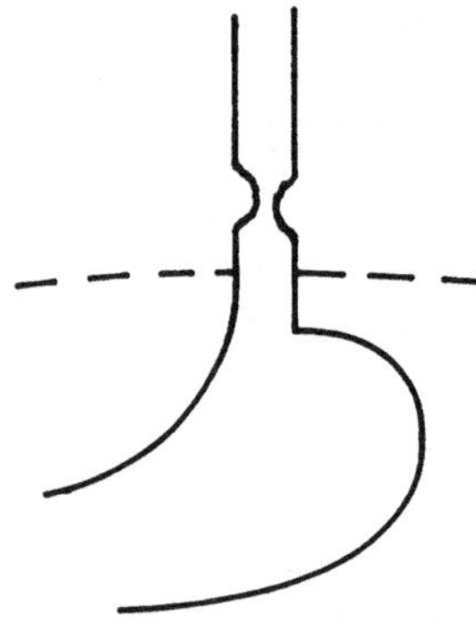

Um welche Erkrankung handelt es sich?

18

Im Spätstadium des Ösophaguskarzinoms kommt es zu Husten.
Wie ist dieses Symptom zu erklären?

Im fortgeschrittenen Stadium
kann das Ösophaguskarzinom in
die benachbarte Trachea (oder
Bronchien) einbrechen → Husten.
Später entwickeln sich auch eine
Pneumonie und ein Pleuraerguß.

19

Welche therapeutischen Möglichkeiten bestehen in einem frühen Stadium des Ösophaguskarzinoms?

Die Resektion des Tumors sollte
im frühen Stadium versucht werden. Der resezierte Ösophagus-
teil kann durch ein Stück Kolon
überbrückt werden. Bei Karzinomen des oberen Ösophagusdrittels
kann auch eine Bestrahlung ange-
raten werden.

20

Wie ist die postoperative
Prognose des Ösophaguskarzinoms?

Das Letalitätsrisiko liegt je
nach Ausdehnung des Karzinoms
und dem zur Anwendung kommenden
Verfahren zwischen 15-50 %. Die
5-Jahres-Überlebensquote der
noch "radikal" operierten Karzinome beträgt etwa 10-15 %.

21

Wegen der frühzeitigen lympho-
genen und hämatogenen Metastasierung des Ösophaguskarzinoms
sowie seiner Tendenz, sehr
bald in die Nachbarorgane zu
infiltrieren, ist nur etwa bei
jedem dritten diagnostizierten
Fall überhaupt noch eine Chance
der Resektion des Tumors gegeben. Welche Möglichkeiten stehen zur Verfügung, die Lebensqualität der inkurablen Patienten zu verbessern?

Die Betroffenen leiden sehr oft
schlimm unter der Unfähigkeit,
jegliche Speise herunterzu-
schlucken. Ja selbst der eigene
Speichel wird oft wieder regur-
gitiert.
In solchen Fällen kann die Einlage einer Kunststoffprothese
(sog. Häring-Tubus) große Lin-
derung verschaffen.

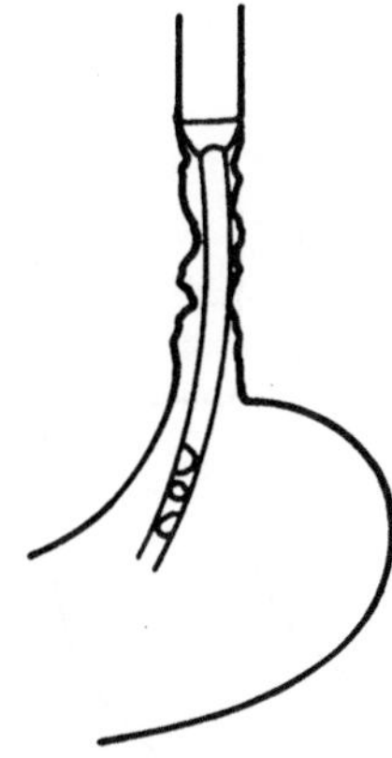

22
Ein relativ häufiger patholo-
gischer Befund im Bereich des
Zwerchfells ist die Zwerchfellhernie. Was versteht man
unter einer Zwerchfellhernie?

Unter einer Zwerchfellhernie
versteht man einen Defekt oder
eine Schwäche im Bereich der
Zwerchfellmuskulatur, durch den
Baucheingeweide in den Thoraxraum eintreten können.

23
Welche Zwerchfellhernien sind
die bei weitem häufigsten?

Die häufigsten Zwerchfellhernien
sind die erworbenen Hernien im
Bereich der Durchtrittsstelle
des Ösophagus durch das Zwerchfell.

24
Wie wird die Durchtrittsstelle
des Ösophagus durch das Zwerchfell anatomisch bezeichnet?

Hiatus oesophageus.

25
Mit welchem Sammelbegriff wer-
den die Hernien im Bereich des
Hiatus oesophageus bezeichnet?

Hiatushernien.

26
Welche zwei Hauptformen der
erworbenen Hiatushernien werden unterschieden?

1. Die paraösophageale Hiatushernie.
2. Die axiale Hiatushernie.

27
Was versteht man unter einer
paraösophagealen Hiatushernie?

Bei diesem Hernientyp sind der
Ösophagus und die Kardia fixiert
und an regelrechter Stelle im Abdomen plaziert. Durch einen Defekt im Bereich des Hiatus oesophageus tritt der Magenfundus
in den Thoraxraum ein.

28
Skizzieren Sie eine paraösophageale Hiatushernie!

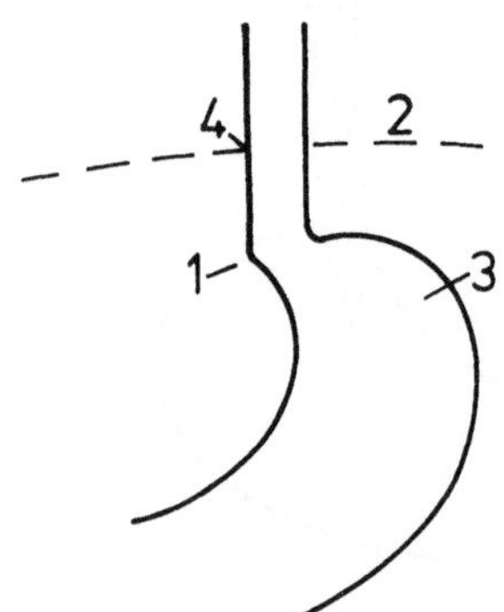

Normalbefund

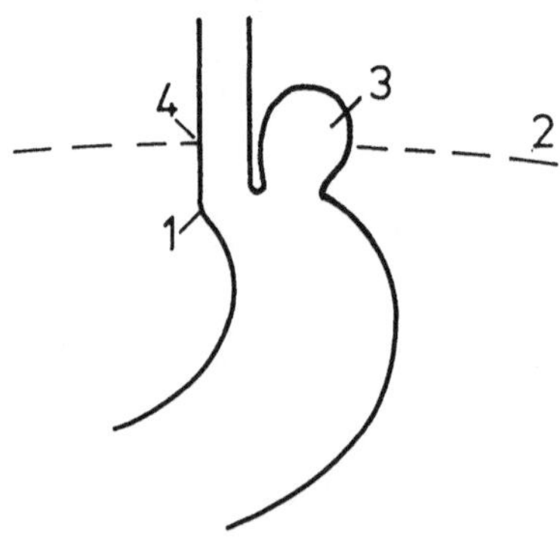

Paraösophageale Hernie

1 Regelrechte Lage von Ösophagus und Kardia
2 Zwerchfell
3 Magenfundus
4 Hiatus oesophageus.

29
Was versteht man unter einer
axialen Hiatushernie?

Bei der axialen Hiatushernie
wandern der abdominelle Teil des
Ösophagus und die Kardia durch
den Hiatus oesophageus in den
Thoraxraum.

30
Skizzieren Sie eine axiale
Hiatushernie!

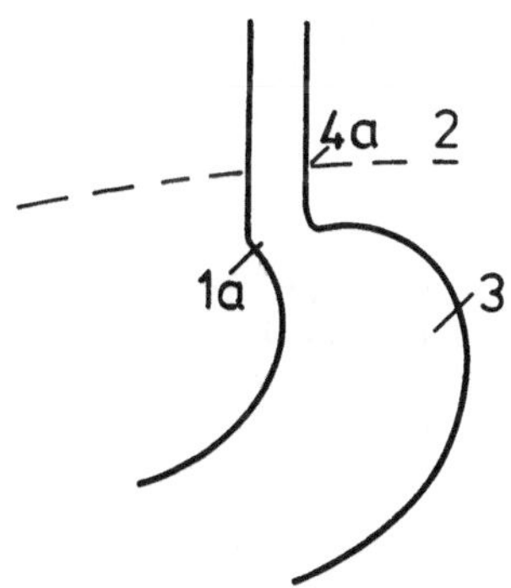

Normalbefund

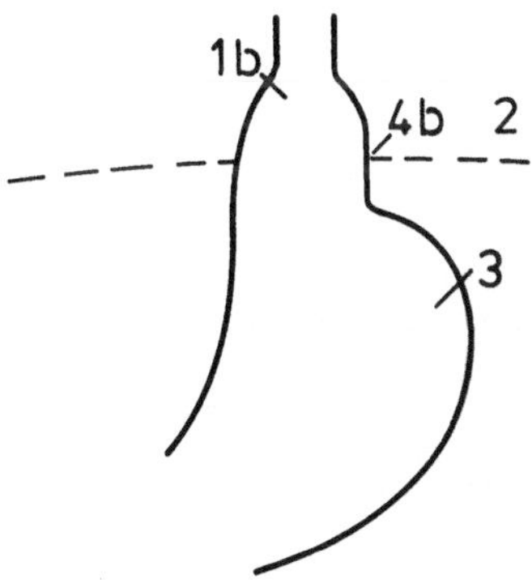

Axiale Hiatushernie

1a Kardia an normaler Stelle
1b Kardia im Thorax
2 Zwerchfell
3 Magenfundus
4a Normal weiter Hiatus oesophageus
4b Erweiterter Hiatus oesophageus.

31
Welche Folgen können die Hiatushernien haben?

Die Kardia sorgt beim Gesunden
dafür, daß kein peptischer Mageninhalt in den Ösophagus gelangt. Bei den Hiatushernien
kann dieser Mechanismus versagen, und es kommt zum Reflux,
d.h. der saure Mageninhalt gelangt in die Speiseröhre.

32
Was bewirkt der Reflux von Magensaft im Ösophagus?

Es entsteht eine Ösophagitis. Dem Ösophagus fehlt die im Magen vorhandene Schleimschicht, die den Magen vor seinen peptischen Sekreten schützt.

33
Welche Symptome verursacht die Ösophagitis?

Es entsteht ein Druck- und Schmerzgefühl hinter dem Brustbein (gelegentlich auch retrosternales Sodbrennen). Diese Symptome werden von Patienten häufig als "Herzschmerzen" empfunden.

34
Verursachen alle Hiatushernien die oben beschriebenen Symptome?

Nein. Die ganz überwiegende Zahl der Hiatushernien ist klinisch stumm. Die Hiatushernien werden häufig als Zufallsbefund bei einer Gastroskopie oder MDP entdeckt.

35
Für die klinisch stummen Hiatushernien ist keine spezifische Therapie erforderlich. Unter welchen Voraussetzungen sollte man jedoch die Op. einer Hiatushernie erwägen?

Nur dann, wenn sie starke Beschwerden verursacht (z.B. Refluxösophagitis oder auch chronische Blutungen).

36
Wie wird eine Hiatushernie im Prinzip behandelt?

1. Der erweiterte Hiatus oesophageus wird eingeengt.
2. Um den abdominellen Ösophagus wird ein Teil des Magenfundus geschlungen (Fundoplikatio). Damit wird das "Hochrutschen" der Kardia durch den Hiatus erheblich erschwert.

3 Chirurgische Erkrankungen der Lunge

1

Ohne vorausgegangenes Trauma verspürt ein 25jähriger Mann nach einem Hustenstoß plötzlich einen stechenden Schmerz im Bereich der rechten Thoraxseite. Bei der Auskultation findet man rechts ein aufgehobenes Atemgeräusch. Um welche Erkrankung handelt es sich aller Wahrscheinlichkeit nach?

Um einen Spontanpneumothorax. (Zum Thema Pneumothorax vergleichen Sie bitte auch Kap. 6.4: Verletzungen des Thorax.)

2

In untenstehender Skizze ist ein rechtsseitiger Spontanpneumothorax dargestellt. Können Sie anhand dieser Skizze das Wesentliche eines Spontanpneumothorax erklären?

Pneumothorax bedeutet Kollaps der Lunge. Im hier dargestellten Beispiel Kollaps der rechten Lunge (6). Beim Pneumothorax dringt Luft in den Pleuraspalt (4) ein. Hierdurch verliert die Pleura visceralis (3) ihre "Haftung" mit der Pleura parietalis (2). Infolge ihrer Eigenelastizität kollabiert die betroffene Lungenseite.

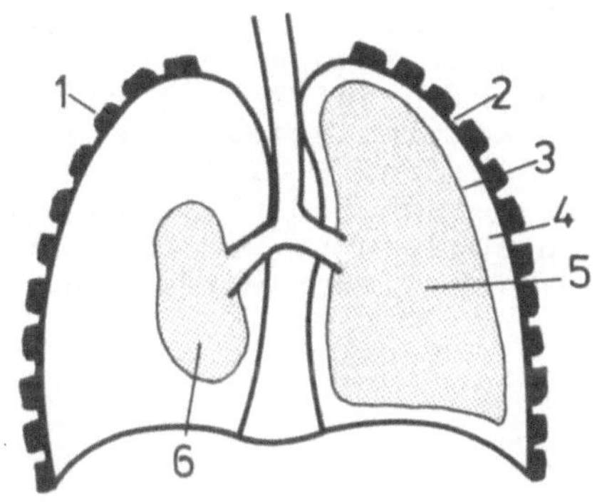

1 Rippen
2 Pleura parietalis
3 Pleura visceralis
4 Pleuraspalt
5 Linke Lunge
6 Rechte Lunge

3

Was soll mit der Bezeichnung Spontanpneumothorax zum Ausdruck gebracht werden?

Hiermit soll zum Ausdruck gebracht werden, daß der Pneumothorax (das Eindringen von Luft in den Pleuraspalt) ohne vorausgegangenes Trauma entstanden ist.

4

Welche beiden Formen des Spontanpneumothorax werden unterschieden?

Der _idiopathische_ Spontanpneumothorax und der _symptomatische_ Spontanpneumothorax.

5

Was bedeutet grundsätzlich die Bezeichnung "idiopathisch"?

Idiopathisch bedeutet, daß eine Ursache für ein krankhaftes Geschehen nicht bekannt ist.

6

Der symptomatische Pneumothorax ist Folge von bestimmten Lungenkrankheiten. Welche können Sie nennen?

Ruptur von Emphysemblasen, entzündliche oder traumatische Hohlräume in der Lunge, Lungentumoren.

7

Wie wird der Spontanpneumothorax im Regelfall behandelt?

Die Therapie erfolgt durch Anlage einer Bülau-Drainage.

8

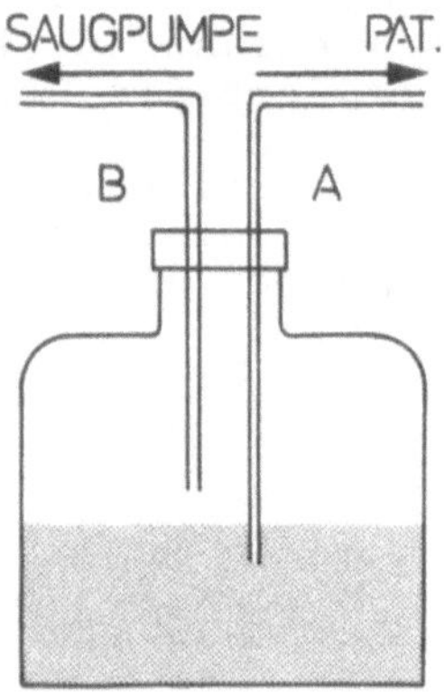

Erklären Sie anhand obenstehender Skizze das Prinzip einer Bülau-Drainage!

Aus jeder Bülau-Flasche entspringen zwei Anschlußstücke. Das Anschlußstück (a) - es taucht in der Flasche unter den Wasserspiegel - ist mit dem Thoraxinnenraum des Patienten verbunden. Mittels einer Saugpumpe (Anschluß b) kann auf den Thoraxraum ein kontinuierlicher Sog ausgeübt werden. Hierdurch wird die Luft zwischen den Pleurablättern abgesaugt, und die Lunge kann sich wieder entfalten.

9

Welche Funktion hat die Flüssigkeit in der Bülau-Flasche?

Die Flüssigkeit verhindert, daß Luft über den Anschluß a in den Thorax des Patienten gelangt.

10

Wie muß man es bewerten, wenn auch noch nach Tagen aus der Flüssigkeit in der Bülau-Flasche kontinuierlich Luftblasen aufsteigen?

Der Spontanpneumothorax entsteht bekanntlich durch ein Leck zwischen einem Bronchus und dem Pleuraspalt. Dieses Leck verschließt sich in den meisten Fällen spontan nach Anlage der Bülau-Drainage. Man erkennt dies daran, daß aus der Flüssigkeit in der Bülau-Flasche keine grösseren Luftmengen (Luftblasen) entweichen. Bei Entweichen grös-

11
Gelingt es mittels Bülau-Drainage nicht, den Pneumothorax dauerhaft zu beseitigen, so muß der Thorax operativ eröffnet werden. Wie wird ein solcher Eingriff genannt?

12
Bei einem 40jährigen Patienten kommt es bereits seit Jahren immer wieder zu aufflackernden "Lungenentzündungen". Dabei werden insbesondere morgans beträchtliche Mengen an übelriechendem Sekret aus den Lungen expektoriert. Gelegentlich hat der Patient kleinere Blutspuren in dem Sekret bemerkt. An welche Krankheit sollte man bei diesem Beschwerdebild denken?

13
Mit Hilfe welcher Untersuchungsmethode können die Bronchiektasen einwandfrei nachgewiesen werden?

14
Skizzieren Sie eine Bronchiographie der linken Lunge bei Vorliegen von Bronchiektasen im Unterlappen!

serer Luftmengen aus der Bülau-Flasche muß man an eine Verbindung zwischen Bronchus und Pleuraspalt denken.

Thorakotomie.

An das Vorliegen von Bronchiektasen.

Mittels Bronchographie (röntgenologische Darstellung der Bronchien mit Kontrastmittel).

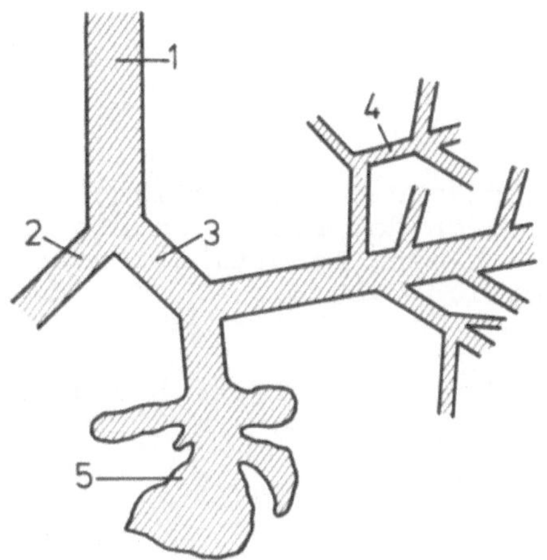

<u>1</u> Trachea
<u>2</u> Rechter Hauptbronchus
<u>3</u> Linker Hauptbronchus
<u>4</u> Normale Bronchien im linken Oberlappen
<u>5</u> Sackförmige Bronchiektasen im linken Unterlappen

15

Die Bronchiektasen werden, insbesondere im Entzündungsschub, konservativ (Antibiotika, Atmungstherapie usw.) behandelt. Welche chirurgische Behandlungsmöglichkeit besteht jedoch bei total begrenzten Bronchiektasen?

Bei lokalisiertem Befall eines Lungenlappens oder einer Lungenhälfte kann die chirurgische Entfernung des betroffenen Lappens bzw. der betroffenen Lunge vorgenommen werden.

16

Wie wird das Operationsverfahren bezeichnet, bei dem ein Lungenlappen entfernt (reseziert) wird?

Lobektomie.

17

Was versteht man unter einer Pneumektomie?

Entfernung einer Lunge (Lungenhälfte).

18

Welche Voraussetzungen müssen erfüllt sein, damit eine Pneumektomie durchgeführt werden darf?

Die Funktion der restlichen Lunge muß für die Atmung ausreichend sein. Dies gilt im Prinzip bei jedem thoraxchirurgischen Eingriff, ist jedoch bei einer Pneumektomie oft besonders prekär.

19

Neben Lobektomien oder Pneumektomien ist die Dekortikation ein weiterer recht häufig durchgeführter operativer Eingriff. Was versteht man unter einer Dekortikation?

Dekortikation bedeutet wörtlich "Entrindung". Hiermit ist folgendes gemeint: Die Pleura ist häufig von Fibrinbelägen behaftet, die die Lunge wie eine Rinde umgeben und die Atemmechanik beeinträchtigen. Bei der Dekortikation wird die Lunge von diesen Fibrinbelägen befreit.

20

Wie können die Fibrinbeläge im Bereich der Pleura entstehen, die eine Dekortikation erforderlich machen?

Diese Fibrinbeläge entstehen beim chronischen Pleuraempyem.

21

Was bedeutet die Bezeichnung "Empyem"?

Ein Empyem ist eine Eiteransammlung in einer vorgebildeten Höhle, z.B. Gallenblasenempyem, Pleuraempyem usw.

22

Wie entsteht das Pleuraempyem?

Das Pleuraempyem entsteht durch das Übergreifen bakterieller Erkrankungen in die Nachbarschaft der Pleura, z.B. Pneumonien, infizierte Verletzungen oder Op.-Wunden, subphrenische Abszesse usw.

23
Wie kommt es im Gefolge eines Pleuraempyems zur Bildung von Fibrinbelägen?

Der zunächst recht dünnflüssige Eiter im Pleuraraum enthält sehr viel Fibrin. Gelingt es in einem etwa 2 Wochen dauernden Zeitraum, in dem der Eiter noch dünnflüssig ist, diesen vollständig zu entfernen, so bleibt das akute Pleuraempyem ohne dauerhafte Folgen für die Atemmechanik. Gelingt dies nicht, so bilden sich membranartige Beläge ("Rinde") zwischen Lunge und Thoraxwand, die aus Fibrin bestehen.

24
Eine der gefürchtetsten Lungenerkrankungen ist das Bronchialkarzinom, vor allem wegen seiner schlechten Prognose. Ist das Bronchialkarzinom eigentlich ein häufiger maligner Tumor?

Ja. Beim Mann ist das Bronchialkarzinom der häufigste maligne Tumor überhaupt. Auch wenn bei der Frau das Bronchialkarzinom in der Häufigkeit weit hinter den Karzinomen der Mamma und des Uterus rangiert, so ist doch auch bei der Frau in den letzten Jahrzehnten eine deutliche Häufigkeitszunahme zu beobachten.

25
Welcher Faktor spielt in der Entstehung eines Bronchialkarzinoms oft die entscheidende Rolle?

Der Nikotinabusus.

26
Welche anderen Faktoren können neben dem Nikotinabusus noch zur Entstehung eines Bronchialkarzinoms beitragen?

Emissionen von Großstadt und Industrie, Exposition von Radium, Asbest und Chrom. tuberkulöse Narben oder Kavernen.

27
In welche beiden Gruppen werden die Bronchialkarzinome nach ihrer Lokalisation unterschieden?

In periphere und zentrale Bronchialkarzinome.

28
Eine Sonderform des peripheren Bronchialkarzinoms ist der Pancoast-Tumor. Was versteht man unter einem Pancoast-Tumor?

Der Pancoast-Tumor ist in einem Lungenoberlappen lokalisiert. Wenn er über den Oberlappen nach kranial hinaus wächst, dann kommt es zu Reizungen in Arm- oder Halsplexus.

29
In untenstehender Skizze ist
das Bild eines Bronchialkarzinoms dargestellt. Können Sie
anhand dieser Darstellung einige Symptome des Bronchialkarzinoms erläutern?

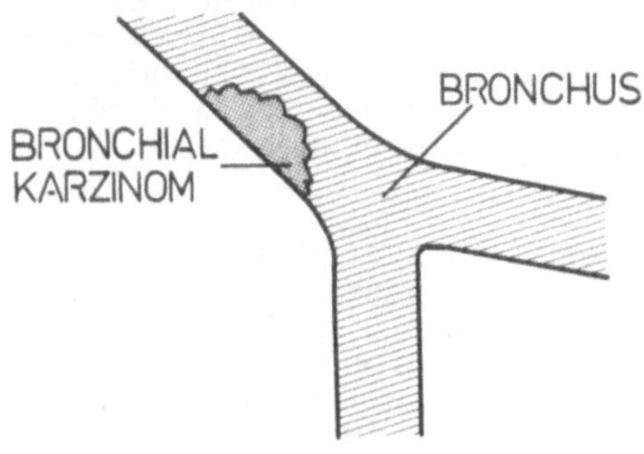

Jenseits der durch den Tumor bedingten Bronchusstenose kommt es
zu einer Minderbelüftung sowie
zu einem Sekretstau. Hierdurch
kommt es häufig zu einer Bron-
chopneumonie oder gar einem
Abszeß.
Der Entwicklung dieser Komplikationen geht jedoch häufig ein
sehr hartnäckiger Reizhusten mit
Auswurf voraus ("Raucherka-
tarrh").

30
In etwa der Hälfte aller Fälle
berichten die Patienten über
Beimengungen von hellrotem
Blut im Auswurf. Wie wird die-
ses Symptom genannt?

Hämoptoe.

31
Neben der Röntgenuntersuchung
des Thorax hat welche Untersuchungsmethode für die Diagnose des Bronchialkarzinoms
die größte Bedeutung?

Die Bronchoskopie. Hierbei kann
der befallene Bronchus direkt
inspiziert und gegebenenfalls
aus dem Tumor eine Gewebeprobe
entnommen werden.

32
Bereits bei Diagnosestellung
sind etwa 70 % aller Bronchialkarzinome inoperabel. Die In-
operabilität wird durch die
Tumorausdehnung verursacht. Bei
Vorliegen welcher Befunde ist
ein Bronchialkarzinom nicht
mehr operativ behandelbar?

1. Nachgewiesene Fernmetastasen.
2. Nachgewiesene supraklaviku-
   läre oder paratracheale
   Lymphknotenmetastasen.
3. Karzinombefall von Rippen
   oder Pleura.
4. Kompression der oberen Hohlvene ("venöse Einflußstau-
   ung").
5. Lähmung von benachbarten Nerven (z.B. Rekurrens, Phreni-
   kus, Armplexus).
6. Infiltration in Nachbarorgane
   (z.B. Speiseröhre).

35
Nach welchen Grundsätzen werden die operablen Bronchialkarzinome therapiert?

Je nach Ausdehnung des Tumorbe-
falls werden Lobektomie oder
Pneumektomien erforderlich.
Nicht selten ist man jedoch ge-
zwungen - um den Tumor radikal
zu entfernen - auch Teile der
Brustwand, des Herzbeutels, des
Vorhofs oder des Zwerchfells zu
resezieren.

4 Hernien

1

Was versteht man unter einer Hernie?

Unter einer Hernie versteht man eine Vorwölbung des Peritoneums durch eine Lücke in der Bauchwand.

2

Gibt es auch Hernien, auf die diese Definition nicht zutrifft?

Ja. Dies sind die Zwerchfellhernien und sog. inneren Hernien. (Besprechung erfolgt an anderer Stelle.)

3

Um das Wesen einer Hernie wirklich zu verstehen, ist es erforderlich, sich zunächst einmal mit dem Aufbau der Bauchdecke vertraut zu machen. Im untenstehenden Schema sind die Schichten der Bauchdecke idealisiert dargestellt. Bezeichnen Sie die einzelnen Abschnitte!

1 Haut
2 Subkutis (Unterhautfettgewebe)
3 Muskel- und Faszienschicht
4 Peritoneum (Bauchfell)

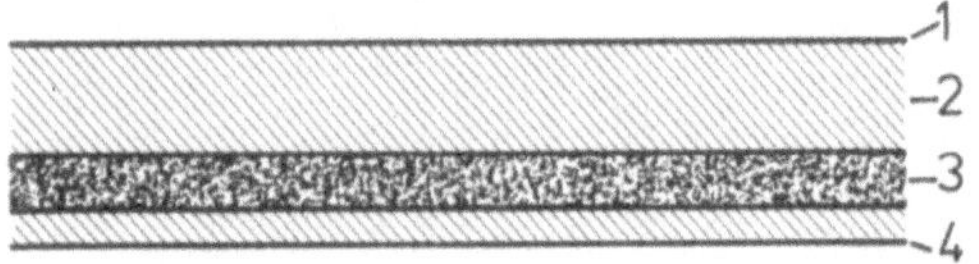

4

Welchen pathologischen Befund zeigt untenstehendes Schema?

Eine Hernie. Eine Hernie ist eine Vorwölbung des Peritoneums durch eine Lücke in der Bauchwand. Die Lücke (oder Schwachstelle) in der Bauchwand ist eine Muskel- oder Faszienlücke.

1 Haut
2 Subkutis
3 Muskel und Faszie
4 Peritoneum
5 Vorgestülptes Peritoneum durch Muskel- oder Faszienlücke.

Haut und Subkutis werden sekundär mit vorgewölbt.

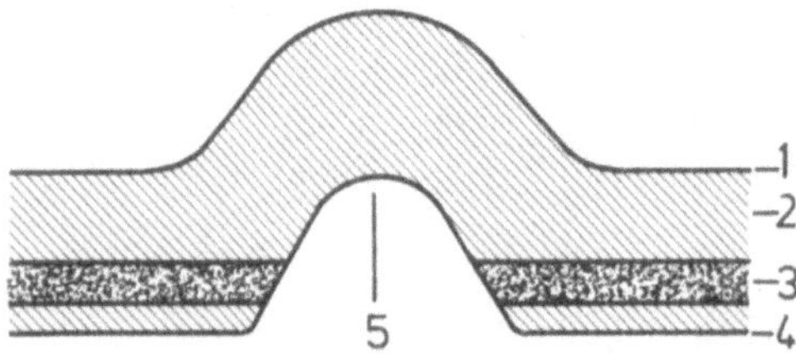

5
Stülpt sich ausschließlich das Peritoneum durch die Muskel- oder Faszienlücke vor?

Nein. In der Regel stülpen sich mit dem Peritoneum Organe des Abdomens durch die Lücke vor.

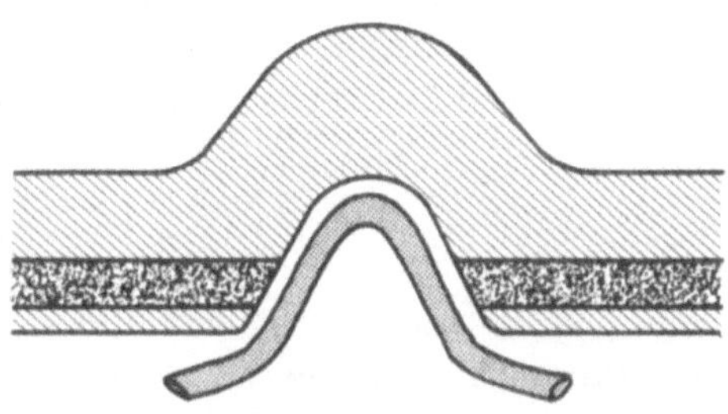

Dünndarm, der sich mit dem Peritoneum durch die Lücke vorstülpt.

6
Im Zusammenhang mit einer Hernie hört man häufig die Begriffe "Bruchpforte", "Bruchsack", "Bruchinhalt" und "Bruchhülle". Was versteht man im einzelnen unter diesem Begriffen?

Die Bruchpforte ist die Lücke in der Faszie oder im Muskel. Der Bruchsack ist das durch die Bruchpforte (Bruchlücke) vorgewölbte Peritoneum. Der Bruchinhalt ist der Inhalt im Bruchsack, also z.B. Dünndarm. Bruchhüllen sind die Gewebe, die den Bruchsack umkleiden, also Subkutis und Haut.

7
Tragen Sie in die untenstehende schematische Darstellung einer Hernie die Bruchpforte, den Bruchsack und den Bruchinhalt ein!

<u>1</u> Bruchsack (vorgestülptes Peritoneum)
<u>2</u> Bruchinhalt (hier Dünndarm)
<u>3</u> Bruchpforte (oder auch Bruchlücke genannt).

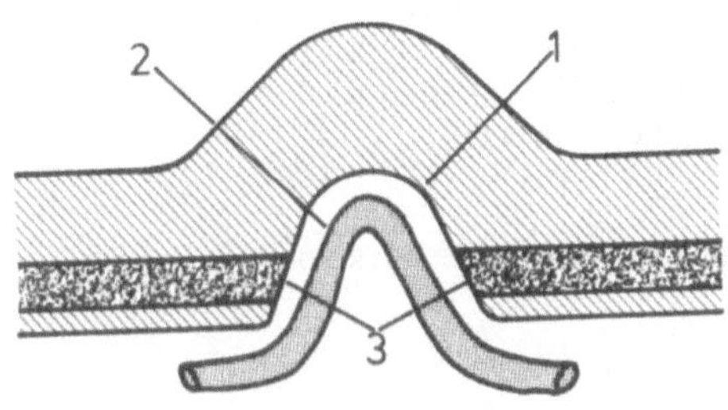

8
Welche anderen Organe findet man neben dem Dünndarm noch als Bruchinhalt?

Großes Netz (Omentum majus), Dickdarm, Wurmfortsatz, Harnblase, Ovar.

9

Welche zwei prinzipiellen Hernienformen werden unterschieden?

Angeborene Hernien und erworbene Hernien.

10

Worin liegt die Ursache der erworbenen Hernien?

Die erworbene Hernie ist die Folge einer Muskel- oder Faszienschwäche. Sie tritt oft im Gefolge von Adipositas, fortgeschrittenem Lebensalter, Nervenlähmungen oder nach Operationen auf.

11

Welche Hernien kommen häufig vor?

- Leistenhernien,
- Nabelhernien,
- Narbenhernien,
- Schenkelhernien,
- epigastrische Hernien.

12

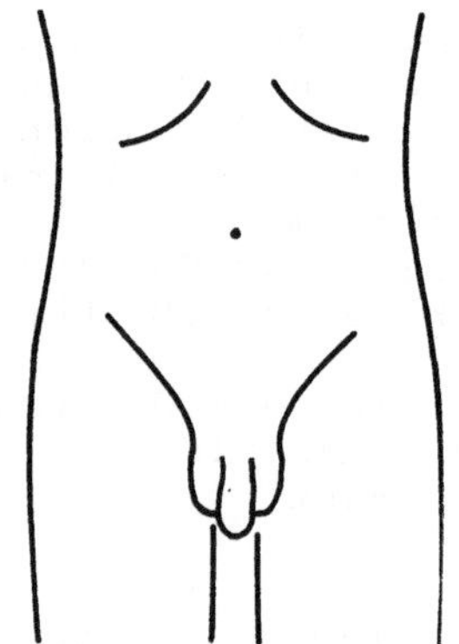

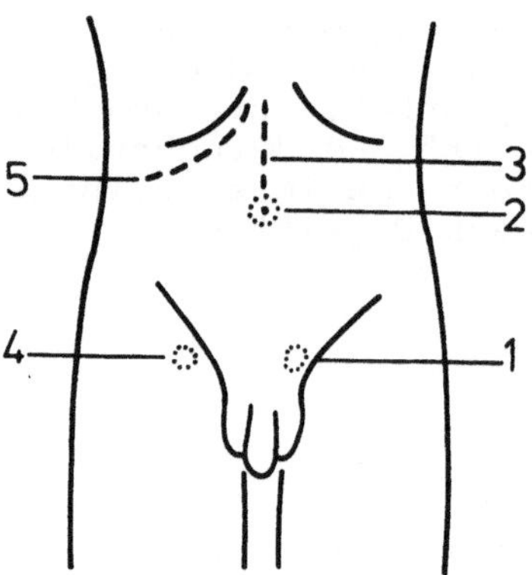

Tragen Sie die einzelnen Hernienformen in obenstehende Skizze ein!

1 Leistenhernie
2 Nabelhernie
3 Epigastrische Hernie
4 Schenkelhernie (Femoralhernie)
5 Narbenhernie (hier am Beispiel einer Narbenhernie nach Cholezystektomie).

13

Bei jeder Untersuchung einer Hernie prüft man, ob der Bruchinhalt zurückdrückbar ist. Wie wird jenes Manöver, bei dem der Bruchinhalt zurückgedrückt wird, genannt?

Reposition oder Taxis.

14

Bei einem 60jährigen Patienten
ist seit langem eine Leistenhernie bekannt, die ihm jedoch
bisher nur selten Beschwerden
verursachte. Nach einem Hustenstoß empfindet der Patient
plötzlich heftige Schmerzen im
Bereich der Hernie, die auch
nach Stunden noch nicht nach-
lassen, sondern sich sogar noch
steigern. Der Bruchinhalt kann
nicht reponiert werden. Bei der
Krankenhausaufnahme findet man
einen Ileus. Um welches Krankheitsbild handelt es sich?

Inkarzeration (Einklemmung) der
Leistenhernie.

15

In untenstehender Skizze ist
eine inkarzerierte Hernie dargestellt. Worin besteht die Gefahr bei einer inkarzerierten
Hernie?

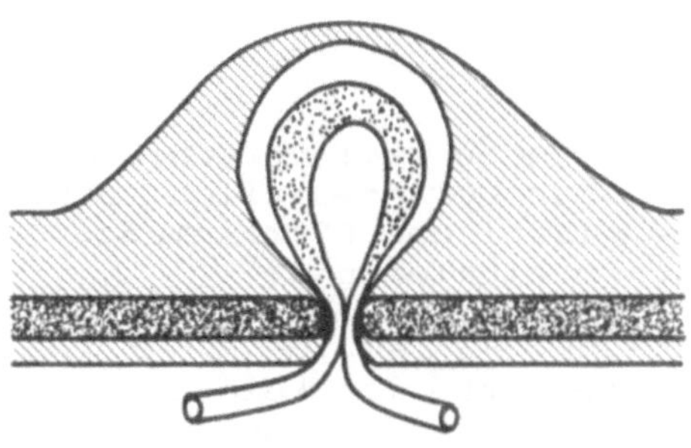

Bei einer inkarzerierten (eingeklemmten) Hernie wird die
Blutversorgung und damit die Er-
nährung des eingeklemmten Darmteiles blockiert. Daher geht der
eingeklemmte Darmteil zugrunde
(wird nekrotisch). Der Darminhalt
tritt aus, und es entsteht eine
Peritonitis. Durch die Einklemmung wird ferner die Darmpassage
behindert, und es kommt zum
Ileus.

16

Worin besteht prinzipiell die
Therapie bei einer eingeklemmten Hernie?

Im Anfangsstadium kann man versuchen, die Hernie zu reponie-
ren. Gelingt das nicht, so muß
unverzüglich operiert werden.

17

Muß bei einer Operation das
eingeklemmte Darmstück entfernt
(reseziert) werden?

Eine Darmresektion muß dann vorgenommen werden, wenn das eingeklemmte Darmstück irreversibel
geschädigt ist. (Ist das eingeklemmte Darmstück z.B. schwarz,
so ist eine Darmresektion unum-
gänglich.) Um die Darmresektion
zu vermeiden, sollte daher so
früh wie möglich operiert werden.

18

Bei einem Patienten mit einer eingeklemmten Hernie gelingt es - mit viel Mühe - eine Reposition durchzuführen. Die Beschwerden bessern sich jedoch auch nach Stunden noch nicht. Es kommt zum Ileus und zur Peritonitis. Welcher Fehler wurde bei der Reposition wahrscheinlich gemacht?

Es wurde hier eine sog. En-bloc-Reposition durchgeführt. Dabei wird der Bruchsack zwar aus der Bruchpforte gedrückt. Die eigentliche Einschnürung im Bruchsackhals wird jedoch nicht beseitigt.

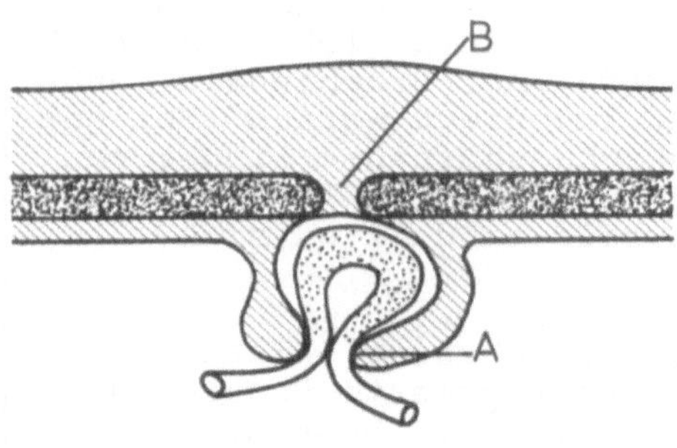

<u>a</u>   Schnürring nach En-bloc-Reposition

<u>b</u>   Leere Bruchpforte

19

Wie kann es passieren, daß eine jahrelang bestehende Hernie plötzlich inkarzeriert (einklemmt)?

Hierfür können zwei verschiedene Mechanismen verantwortlich sein:
1. Die elastische Einklemmung.
2. Die Koteinklemmung.

20

Wie kommt es zur elastischen Einklemmung?

Die Bruchpforte ist kein absolut starres Gebilde. Bei Betätigen der Bauchpresse - z.B. Husten - kann sie sich etwas erweitern. In dieser Situation kann es geschehen, daß eine zusätzliche Darmschlinge in den Bruchsack gerät oder in die im Bruchsack befindliche Darmschlinge mehr Darminhalt. Läßt nun die Bauchpresse nach, so schnürt sich die Bruchpforte wieder zusammen. Im Bruchsack ist nun mehr Bruchinhalt, als eigentlich hineinpaßt. An der engsten Stelle kommt es daher zu einer Drosselung der Blutzufuhr → Inkarzeration.

21

Was versteht man unter einer Koteinklemmung?

Kotmassen im Bereich der zuführenden Schlingen dehnen diese auf und führen zu einer Abklemmung der abführenden Schlinge.

22

Was versteht man unter einer
Richter-Littré-Hernie? (Es ist
auch die Bezeichnung "Darmwand-
bruch" gebräuchlich!)

23

Skizzieren Sie eine Richter-
Littré-Hernie!

24

Sind die Begriffe irreponible
Hernie und inkarzerierte Hernie identisch?

25

Bereits in Antwort 11 wurde
erwähnt, daß Leistenhernien,
Nabelhernien, Narbenhernien,
Schenkelhernien und epigastrische Hernien häufige Hernienformen sind. Welcher dieser
Hernientypen kommt am häufigsten vor?

26

In untenstehender Skizze ist
die Anatomie der Leistenregion
beim Mann grob vereinfacht dargestellt. Bezeichnen Sie die
einzelnen Abschnitte!

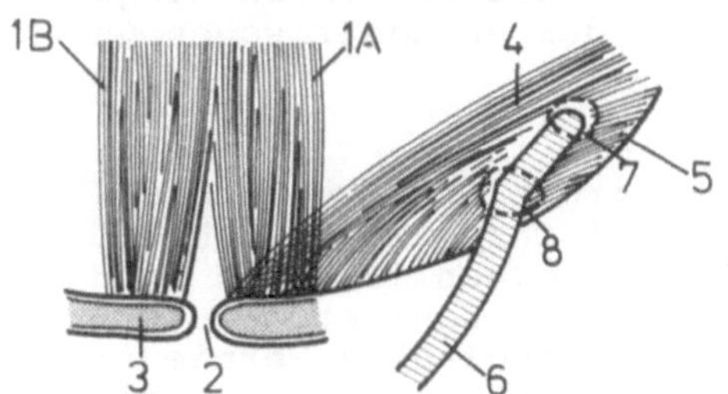

Bei einer Richter-Littré-Hernie
ist nicht die gesamte Darmschlinge eingeklemmt, sondern
nur eine Darmwand ("Darmwand-
bruch").

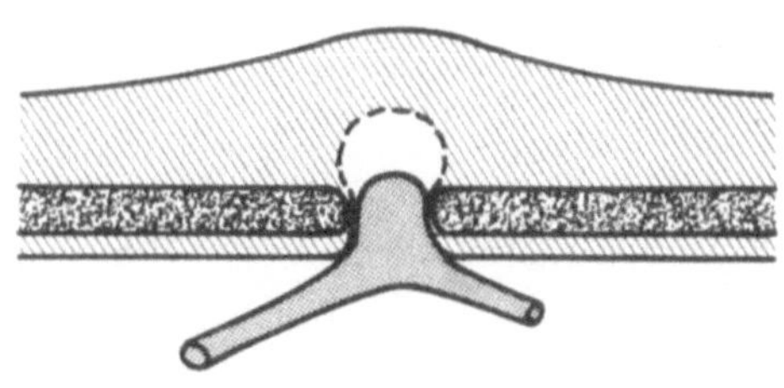

Richter-Littré-Hernie

Nein. Irreponible Hernie bedeutet, daß der Bruchinhalt nicht
reponiert werden kann. Dies kann
z.B. durch Verwachsungen im Bereich der Bruchpforte verursacht
sein.
Inkarzerierte Hernie bedeutet,
daß der Bruchinhalt durch Strangulation der Blutgefäße - insbesondere der Venen - binnen kurzer Zeit nekrotisch werden wird.

Leistenhernien.

1A   Linker Rektus
1B   Rechter Rektus
2   Symphyse
3   Schambein
4   Innerer schräger Bauchmuskel
     (Internus)
5   Leistenband (Ligamentum
     inguinale)
6   Inhalt des Leistenkanals
7   Innerer Leistenring
8   Äußerer Leistenring.

27
Wie entsteht der Leistenkanal beim Mann?

In der Fetalzeit wird der Hoden im Bereich der dorsalen Bauchwand gebildet. Um zu seiner endgültigen Lage im Skrotum zu gelangen, muß er die vordere Bauchwand durchbrechen. Dabei entsteht in der vorderen Bauchwand - im Bereich der Leiste - ein Kanal. Diesen bezeichnet man als Leistenkanal.

28
Wie verläuft der Leistenkanal?

Der Leistenkanal ist kein gerader Kanal durch die Bauchwand, sondern er verläuft schräg von oben seitlich zur Mitte und unten. (Wie die Hand in der Hosentasche.)

29
In der Skizze zu Frage 26 werden ein innerer und ein äußerer Leistenring markiert. Was bedeutet das?

Es sei zunächst noch einmal daran erinnert, daß der Leistenkanal schräg durch die Bauchwand verläuft. Die innere Öffnung des Leistenkanals heißt "innerer Leistenring"; die äußere Öffnung "äußerer Leistenring". Der äußere Leistenring liegt etwas weiter medial als der innere.

30
Neben der Unterscheidung angeborene und erworbene Leistenhernie werden - je nach Lage der Hernie - welche beiden Typen unterschieden?

- Mediale Leistenhernie.
- Laterale Leistenhernie.

31
Welche beiden anderen Begriffe sind für die mediale bzw. für die laterale Leistenhernie noch gebräuchlich?

- <u>Mediale</u> Leistenhernie = <u>direkte</u> Leistenhernie.
- <u>Laterale</u> Leistenhernie = <u>indirekte</u> Leistenhernie.

32
Wann spricht man von medialen und wann von lateralen Leistenhernien?

Mediale Leistenhernien liegen medial der epigastrischen Gefäße. (Vgl. Sie Skizze Frage 26.) Laterale Leistenhernien liegen lateral der epigastrischen Gefäße.

33
Was will man mit der Bezeichnung indirekte Leistenhernie zum Ausdruck bringen?

Die indirekte Leistenhernie nimmt bei ihrem Weg durch die Bauchwand einen längeren (indirekten) Weg. Konkret bedeutet dies: Die indirekte Hernie tritt am inneren Leistenring in die

34

Im Gegensatz zur indirekten
Leistenhernie muß die direkte
Leistenhernie dann ja den direkten ("kürzesten") Weg durch
die Bauchwand nehmen. Was bedeutet dies konkret?

35

Tragen Sie in untenstehende
Skizze die Ein- und Austritts-
stelle einer indirekten (lateralen) Leistenhernie ein!

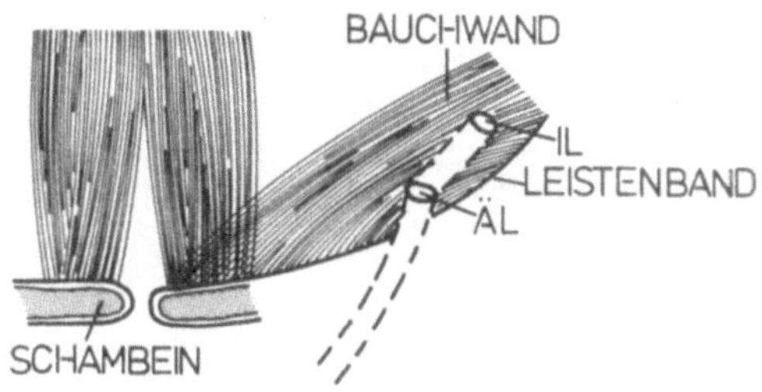

36

Um es noch einmal zu wiederho-
len: Die indirekte Leistenhernie liegt also in ihrem gesamten Verlauf durch die Bauchdek-
ke im Leistenkanal. Damit liegt
sie den Gebilden im Leistenkanal unmittelbar an. Welche anatomischen Gebilde findet man
denn im Leistenkanal beim Mann?

37

Um es schon an dieser Stelle
vorwegzunehmen: Eines der Risi-
ken einer Leistenhernienoperation ist die Verletzung des
Ductus deferens. Hat dies eine
Unfruchtbarkeit des Betroffenen zur Folge?

38

Was befindet sich im Leistenkanal der Frau?

Bauchwand ein und verläßt die
Bauchwand am äußeren Leistenring.
Damit verläuft sie durch den gesamten Leistenkanal. (Also schräg
durch die Bauchwand!)

Die direkte Leistenhernie tritt
im Bereich des äußeren Leistenringes aus der Bauchwand aus. Unmittelbar dorsal des äußeren
Leistenringes tritt sie in die
Bauchwand ein. Sie wählt damit
den direkten ("kürzesten") Weg
durch die Bauchwand.

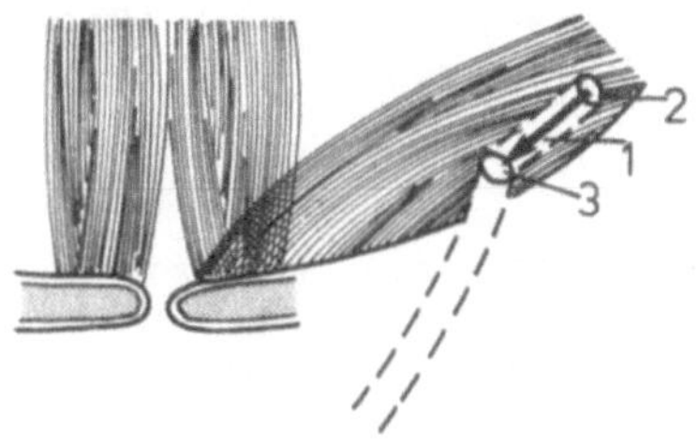

Verlaufsstrecke (1) der indirekten Leistenhernie. Eintritt in
die Bauchwand am inneren Leistenring (2); Austritt am äußeren
Leistenring (3)

1. Samenleiter (Ductus deferens)
2. Hodenarterie (A. testicularis)
3. Hodenvene (V. testicularis)
4. M. cremaster
5. Nerven und Lymphgefäße des
   Hodens.

Nur dann, wenn die Verletzung
auf beiden Seiten passiert (z.B.
bei der Op. einer beidseitigen
Leistenhernie).

Im wesentlichen nur das runde
Mutterband (Lig. teres).

39
Bei welchem Geschlecht kommen die Leistenhernien wesentlich häufiger vor?

Beim Mann. Das Verhältnis beträgt etwa 5 : 1. Der Leistenkanal des Mannes - und damit die disponierende Schwachstelle - ist beim Mann wesentlich größer als bei der Frau.

40
Welcher Chirurg entwickelte das auch heute noch in seinen Grundzügen gültige Verfahren zur operativen Behandlung von Leistenhernien?

Bassini.

41
Worin besteht das Prinzip der Operation nach Bassini? (Sog. Bassini-Plastik.)

Der schräge innere Bauchmuskel (Internus) wird an das Leistenband genäht. Dadurch wird die Bruchlücke bedeckt.

42
Skizzieren Sie das Prinzip der Op. nach Bassini! (Vgl. Sie zunächst jedoch noch einmal die normale Anatomie, wie sie in der Skizze zu Frage 26 dargestellt ist!)

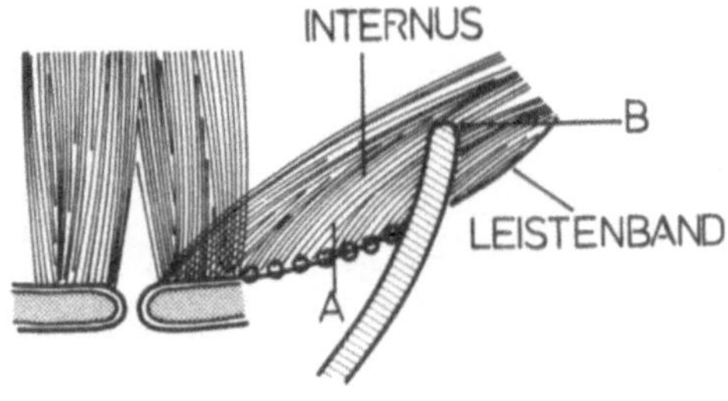

Zur Bedeckung der Bruchlücke wird der Internus ans Leistenband genäht (A). Die Durchtrittsstelle (B) für die Samenstranggebilde muß hinreichend weit sein.

43
Was versteht man unter einem Leistenbruchrezidiv?

Von einem Leistenbruchrezidiv spricht man, wenn nach einer Operation erneut (an gleicher Stelle) eine Leistenhernie auftritt.

44
Wie hoch liegt etwa die Rezidivhäufigkeit bei einer Leistenhernienoperation?

Bei etwa 4 %.

45
Welche Ratschläge sollte man einem an einer Hernie (nicht nur Leistenhernie!) operierten Patienten geben, damit die Rezidivquote möglichst gering ist?

In den ersten 3-4 Monaten sollten die Patienten nicht schwer heben oder tragen. Beim Husten sollte eine Hand im Bereich der Operationsnarbe einen Gegendruck ausüben.

46

Im Zusammenhang mit allen Her-
nienoperationen wird häufig der
Fachausdruck "Herniotomie" verwendet. Was versteht man unter
einer Herniotomie?

Sie wissen bereits, daß ein Be-
standteil einer Hernie der Bruchsack ist. (Der Bruchsack ist das
vorgestülpte Peritoneum!) Bei
einer Herniotomie wird der Bruchsack freigelegt und eröffnet.

47

Wie wird die Hernienoperation
nach der Herniotomie fortge-
setzt?

Nach Eröffnen des Bruchsackes
(Herniotomie) wird der Bruchin-
halt zurückgestülpt und die
Bruchlücke operativ verschlossen.
(Dies geschieht bei einer Lei-
stenhernienoperation durch das
Verfahren nach Bassini.)

48

Noch eine weitere Hernie, die
relativ häufig bei Frauen vorkommt, soll gesondert bespro-
chen werden. Diese Hernie kann
auf den ersten Blick mit einer
Leistenhernie verwechselt werden, weil sie bei oberflächli-
cher Betrachtung in der Leistenregion vorzukommen scheint.
Welche Hernie ist gemeint?

Die Schenkelhernie oder auch
Femoralhernie genannt.

49

Worin liegt der entscheidende
Unterschied zwischen Leisten-
und Schenkelhernien?

Bei Leistenhernien liegt die
Bruchpforte oberhalb (kranial)
des Leistenbandes. Bei der Schenkelhernie verläuft die Hernie
unterhalb des Leistenbandes.

50

Worin liegt die große Gefahr
bei Schenkelhernien?

Bei diesem Hernientyp ist - wegen der engen Bruchlücke - die
Einklemmungsgefahr recht groß.

5 Abdominelle Chirurgie

5.1 Erkrankungen des Magens und des Duodenums

1
Eine recht häufige Erkrankung
des Magens und des Zwölffingerdarms ist das benigne Ulkus.
Mit welchem Fachausdruck werden
das Magen- und das Zwölffingerdarmgeschwür bezeichnet?

Magengeschwür = Ulcus ventriculi,
Zwölffingerdarmgeschwür = Ulcus
duodeni.

2
Was versteht man unter einem
Ulkus *im Bereich* des Magens
oder Zwölffingerdarms?

Ein Ulkus ist ein Schleimhautde-
fekt (im Magen oder Zwölffinger-
darmbereich), der bis zur Muskelschicht reicht.

3
Die untenstehende Zeichnung
stellt vereinfacht den Aufbau
der Magen- bzw. Duodenalwand
dar. Bezeichnen Sie die einzelnen Abschnitte!

<u>1</u> Schleimhaut
<u>2</u> Muskelschicht
<u>3</u> Serosa
<u>a</u> Magen- bzw. Darminnenraum
<u>b</u> Bauchhöhle.

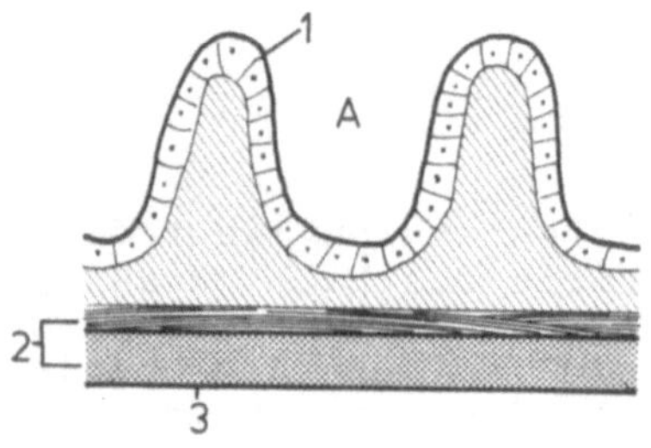

4
Das Ulkus ist ein Schleimhaut-
defekt, der bis in die Muskelschicht hineinreicht. Versuchen
Sie, diese Definition eines Ulkus in einer vereinfachten
Zeichnung darzustellen!

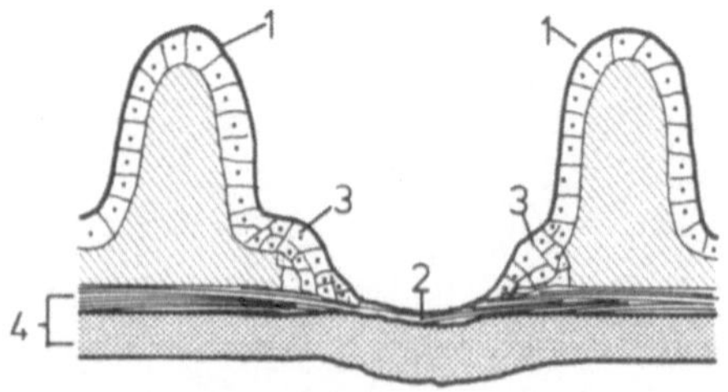

<u>1</u> Normale Schleimhaut
<u>2</u> Bis in die Muskelschicht rei-
   chender Ulkuskrater
<u>3</u> Regenerationszone am Ulkus-
   rand
<u>4</u> Muskelschicht.

5

Häufig werden Ulcera ventriculi oder duodeni auch als <u>peptische</u> Ulzera bezeichnet. Was will man mit der Bezeichnung "peptisch" zum Ausdruck bringen?

Durch die Bezeichnung "peptische" Ulzera will man zum Ausdruck bringen, daß für die Entstehung dieser Ulzera die Einwirkung von saurem Magensaft unabdingbare Voraussetzung ist.

6

Ulcera ventriculi oder duodeni beeinträchtigen die Betroffenen nicht nur durch langanhaltende oft recht heftige Schmerzen, sondern es drohen von der Geschwürskrankheit auch eine ganze Reihe von Komplikationen, die das Leben des Betroffenen erheblich gefährden können. Welche Komplikationen sind gemeint?

a) Perforation
b) Penetration
c) Blutung
d) Stenosebildung
e) Maligne Entartung.

7

Perforation, Penetration, Blutung und Stenosebildung betreffen sowohl das Ulcus ventriculi als auch das Ulcus duodeni. Gilt dies auch für die maligne Entartung?

Nein. Eine maligne Entartung des Ulkus kommt nur beim Ulcus ventriculi vor.(Häufigkeit etwa 2-10 %!)

8

Welche Komplikation des Ulkusleidens ist in der untenstehenden Zeichnung dargestellt?

Die Perforation des Ulkus. Alle Wandschichten - einschließlich der äußeren Serosa - sind von dem peptischen Magensaft angedaut worden. Der Magen- bzw. der Duodenalinhalt kann sich frei in die Bauchhöhle ergießen.

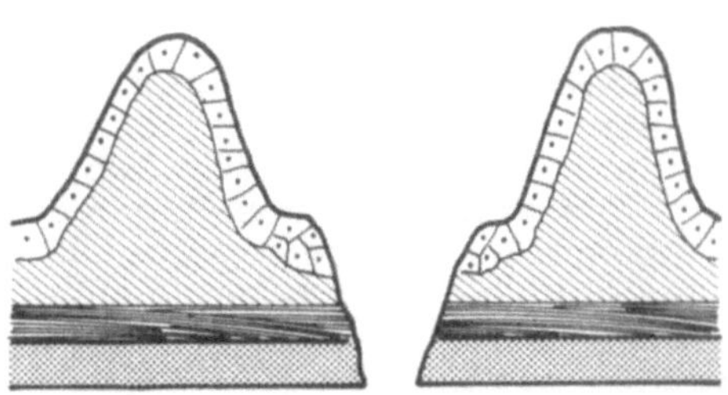

9

Zu welchen Folgen führt eine Ulkusperforation?

Unbehandelt kommt es infolge der sich rasch entwickelnden Peritonitis (Bauchfellentzündung) zum Tode.

10

Zu welchen klinischen Symptomen kommt es bei einer Ulkusperforation?

- Schock (Tachykardie mit Blutdruckabfall),
- brettharte Bauchdecke,
- Leukozytose.

11

Eine der ersten diagnostischen Maßnahmen bei einer möglichen Ulkusperforation besteht im Anfertigen einer Abdomenübersichtsaufnahme. Warum?

In etwa 60% aller Ulkusperforationen findet man im Röntgenbild des Abdomens freie Luft unter dem Zwerchfell.

12

Welche anderen Erkrankungen können eine Ulkusperforation vortäuschen?

a) Akute Pankreatitis
b) Akute Cholezystitis
c) Akute Appendizitis
d) Akute Infarzierung der Mesenterialgefäße.

13

Welche Therapie ist bei einer Ulkusperforation zwingend erforderlich?

Sofortige Laparotomie (Eröffnung der Bauchhöhle) und Schockbekämpfung.
Im Bereich des Ulkus können (je nach Einzelfall) folgende Verfahren in Betracht kommen:

1. Ulkusübernähung
2. Ulkusübernähung mit selektiv proximaler Vagotomie
3. Primäre Resektion nach BI oder BII.

14

Worin besteht der Unterschied zwischen Perforation und Penetration eines Ulkus?

Bei der Perforation fließt der Mageninhalt praktisch ungehindert in die Bauchhöhle. Die gedeckte Perforation stellt eine Sonderform dar. Hier wird das Loch in der Magen- bzw. Darmwand durch das große Netz (Omentum majus) bedeckt.
Bei der Penetration eines Ulkus kommt es zum "Einbrechen" des Ulkus in ein dem Magen bzw. Zwölffingerdarm benachbartes Organ oder Gewebe.

15

In welche Organe oder Gewebe penetrieren die Ulcera ventriculi oder duodeni häufig?

Pankreas, kleines Netz (Omentum minus), Bauchdecke.

16

Um welche Ulkuskomplikation handelt es sich bei der untenstehenden Zeichnung?

Stenosebildung. Hier an typischer Stelle im Bereich des Magenausgangs (sog. Magenausgangsstenose).

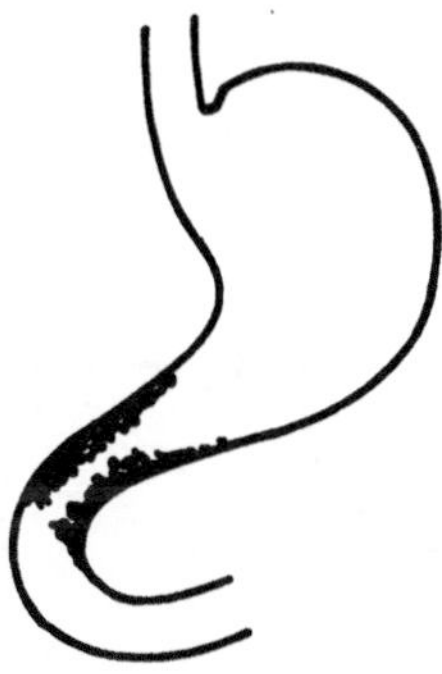

17
Auf welche Weise kann eine Magenausgangsstenose entstehen?

a) Nach wiederholten Ulkusschüben, die zu einer narbigen Schrumpfung und Verziehung der Magen- und Duodenalwand führen (benigne Magenausgangsstenose).
b) Bei Magenkarzinomen im Bereich des Antrums (maligne Magenausgangsstenose).

18
Zu welchen Beschwerden führt eine Magenausgangsstenose?

Schwallartiges Erbrechen von aufgenommenen Speisen und Magensaft, Völlegefühl, Appetitlosigkeit.

19
Ein Patient mit bekanntem Ulcus duodeni berichtet, er habe seit einigen Tagen "schwarzen Stuhl" abgesetzt. An welche Ulkuskomplikation denken Sie?

An eine Ulkusblutung. Sie ist häufig für Teerstühle und auch für Bluterbrechen verantwortlich. Bedenken Sie jedoch, daß auch andere Erkrankungen des oberen Verdauungstraktes zu solchen Symptomen führen (z.B. Ösophagusvarizen, Karzinome, erosive Gastritis, Mallory-Weiss, Syndrom usw.).

20
Ulcera ventriculi und duodeni werden zwar immer wieder zusammen genannt, man muß sich jedoch darüber im klaren sein, daß es sich hierbei um zwei verschiedene Erkrankungen handelt, die aus unterschiedlichen Gründen entstehen und die auch unterschiedlich behandelt werden.
Auf welche Weise entsteht ein Ulcus duodeni?

Entscheidend für die Entstehung eines Ulcus duodeni ist die verstärkte Säurebildung (Hyperazidität) im Magen. Neben der Hyperazidität spielt die verstärkte Peristaltik eine weitere wichtige Rolle.
Infolge der Hyperazidität und der verstärkten Peristaltik kommt es zu einer verzögerten Neutralisation der Salzsäure, die sich ins Duodenum ergießt.
Hierdurch kommt es im Anfangsteil des Duodenums zur Entstehung von peptischen Ulzera.

21
Wie heißt der erste Abschnitt
des Duodenums?

Bulbus duodeni.

22
Tragen Sie in eine Skizze von
Magen und Duodenum

a) die Lokalisation des Ulcus
duodeni,
b) die entscheidenden Faktoren,
die die Entstehung eines Duodenalulkus fördern, ein!

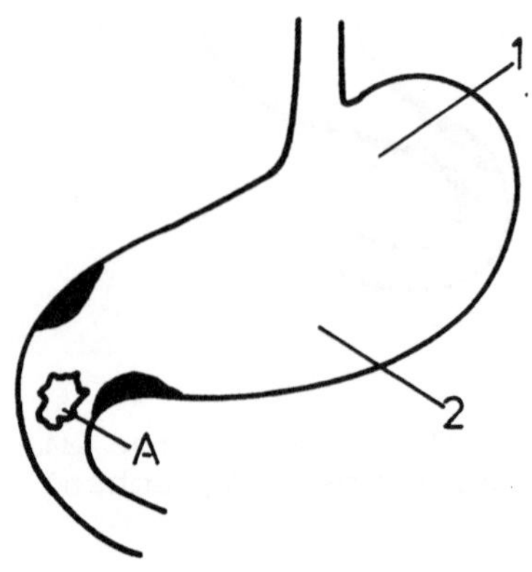

A Ulcus duodeni an typischer
   Stelle im Bulbus duodeni,
1 Hyperazidität,
2 Verstärkte Peristaltik.

23
Welcher Nerv ist für die Steue-
rung der Salzsäure(HCl)-Produk-
tion und der Peristaltik im Magen verantwortlich?

Der N. vagus (Vagus). Der Vagus
ist ein paariger Nerv, der aus
dem Gehirn stammt (X. Hirnnerv)
und der mit der Speiseröhre durch
das Zwerchfell in den Bauchraum
eintritt.

24
Werden im Bauchraum außer dem
Magen auch noch andere Organe
vom N. vagus innerviert?

Ja. Alle Oberbauchorgane (Leber,
Gallenblase usw.) und Dünndarm,
sowie der Dickdarm bis zur linken
Kolonflexur.

25
Da eine Vagusüberfunktion eine
gesteigerte HCl-Bildung im Magen verursacht (und damit zur
Bildung von Duodenalulzera
führt), ist man bereits vor
vielen Jahrzehnten auf die Idee
gekommen, den Vagus zur Behandlung des Geschwürleidens zu
durchtrennen.
Wie wird ein solcher Eingriff
genannt?

Vagotomie.

26
An welcher Stelle wurde die Vagotomie durchgeführt?

Unmittelbar im Bereich der Durchtrittsstelle der beiden Vagusstämme durch das Zwerchfell.

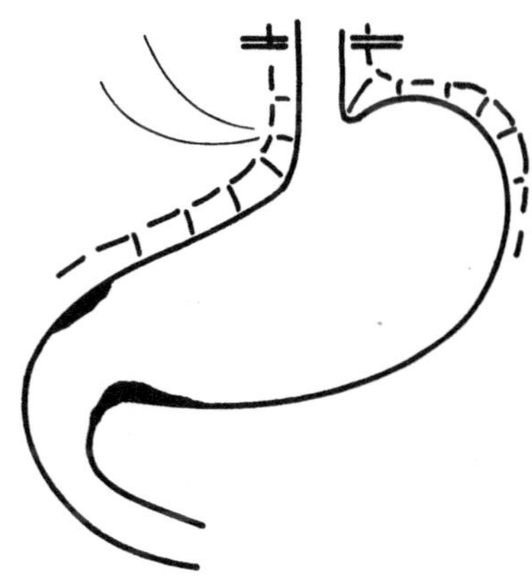

Sog. trunkuläre Vagotomie

27
Werden die beiden Vagusstämme im Bereich des Ösophagus durchtrennt, so spricht man von einer trunkulären Vagotomie. Neben dem Magen werden jedoch bei der trunkulären Vagotomie auch eine Reihe weiterer Organe denerviert. Welche?

Sämtliche Oberbauchorgane (Leber, Milz, Gallenblase, Pankreas usw.) einschließlich Dünndarm und dem Dickdarm bis zur linken Flexur.

28
Aus diesem Grunde ist die trunkuläre Vagotomie auch mit einer beträchtlichen Rate an Nebenwirkungen belastet (z.B. starke Durchfälle).
Zur chirurgischen Behandlung des unkomplizierten Duodenalulkus wird daher auch in zunehmendem Maße eine Variante angewendet. Welche?

Die selektiv proximale Vagotomie (SPV oder PSV abgekürzt).
Bei der selektiv proximalen Vagotomie wird selektiv nur der obere d.h. proximale, säurebildende Magenabschnitt denerviert.
Die zum Magenantrum ziehenden Vagusfasern werden erhalten.

29
Stellen Sie das Prinzip der
selektiv proximalen Vagotomie
in einem Schema dar!

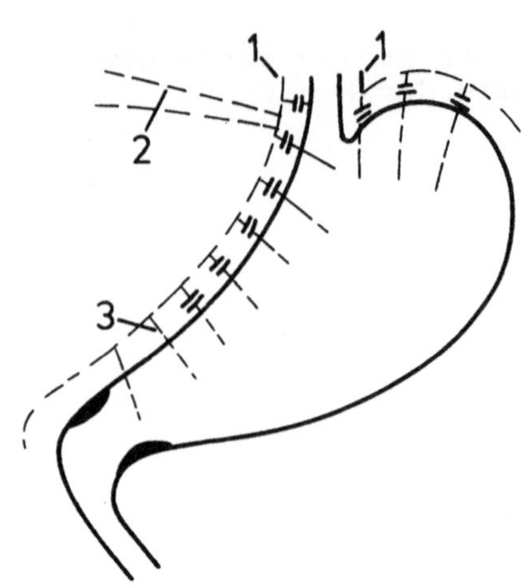

Prinzip der SPV
1 Rechter und linker Vagusstamm
2 Vagusäste zur Leber und Gallenblase
3 Zum Antrum ziehende (nicht-
   durchtrennte) Vagusfasern.

30
Durch die selektiv proximale
Vagotomie wird der für die Entstehung der Duodenalulzera entscheidende Aggressor - die
übermäßige Salzsäureprrduktion -
erheblich geschwächt.
Dennoch, auch dieser Eingriff
birgt nicht unbeträchtliche Ri-
siken und Komplikationsmöglichkeiten. Mit welchen Komplikationen muß man bei der SPV
rechnen?

Verletzung des Ösophagus und der
Milz, Magenwandnekrose, Durchtrennung des Vagusstammes oder
der zum Antrum ziehenden Vagusäste.

31
Kann man mit Sicherheit davon
ausgehen, daß ein Duodenalulkus, das mittels SPV behandelt
wurde, nicht mehr erneut auftritt (rezidiviert)?

Nein! Die Rezidivquote der mit
SPV behandelten Duodenalulzera
liegt bei 10%.

32
Wann liegt bei einem Ulcus duo-
deni die Indikation für eine
Operation vor?

a) Wenn es zu Komplikationen
führt (z.B. Perforation, Penetration, Blutung und Stenose).
b) Wenn das Ulkus trotz konsequenter konservativer Therapie
immer wieder auftritt (rezidiviert).

33
Der entscheidende Faktor für die Entstehung eines Duodenalulkus ist die Vagusüberfunktion mit verstärkter HCL-Bildung und Hyperperistaltik.
Ist die übermäßige HCL-Produktion auch für die Entstehung der Magenulzera der entscheidende Faktor?

Nein. Nur die Ulzera der - anatomisch zum Magen gehörenden - Pylorusregion entstehen auf gleiche Weise wie die Duodenalulzera. Der entscheidende Faktor in der Entstehung des Magenulkus ist die Stauung des Mageninhaltes.

34
Magen- und Duodenalulzera werden häufig gastroskopisch diagnostiziert. Warum wird bei Magenulzera dabei oft eine Gewebsprobe entnommen?

Weil beim Magenulkus mit der Gefahr der malignen Entartung gerechnet werden muß. Auch besteht die Möglichkeit, daß ein Magen-Ca. unter dem makroskopischen Bild eines Ulkus vorliegt.

35
Wann liegt bei einem Magenulkus eine Operationsindikation vor?

a) Wenn es zu Komplikationen führt (z.B. Stenosen, Perforation, Penetration, schwere Blutung, maligne Entartung).
b) Wenn es bei konsequenter konservativer Therapie nicht binnen 6-8 Wochen ausheilt. In diesem Fall muß dann mit dem Vorliegen eines Karzinoms gerechnet werden.

36
Zur chirurgischen Behandlung der Magenulzera stehen die resezierenden Verfahren im Vordergrund. Was versteht man unter einer "Magenresektion"?

Die Magenresektion ist die chirurgische Entfernung eines Teils des Magens.
Je nach Ausdehnung der Resektion unterscheidet man zwischen Antrum-, Zweidrittel-, Vierfünftel- oder subtotaler Resektion.

37
Von welchem Chirurgen wurden die grundlegenden Verfahren zur Magenresektion erarbeitet?

Billroth. Er führte 1881 die erste Magenteilresektion durch.

38
Bei einer Magenresektion strebt man folgende Ziele an: <u>Entfernung des Ulkus und Verminderung der Belegzellmasse, die die Salzsäure produziert.</u>
Nach einer Magenresektion ist es jedoch erforderlich, den Weg für den Speisebrei wiederherzustellen. Dies kann auf zwei prinzipiell verschiedene Weisen geschehen.
Die Art der Wiederherstellung des Speiseweges wird Billroth zu Ehren als B-I- bzw. B-II-Op. bezeichnet. Können Sie das Prinzip einer B-I-Op. skizzieren?

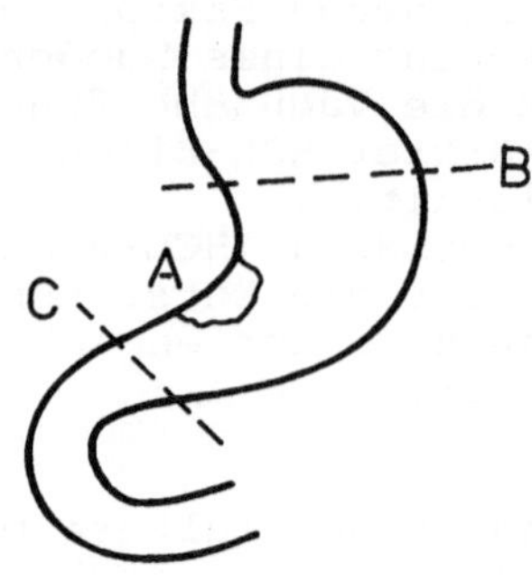

Zweidrittelresektion des Magens wegen eines (<u>A</u>) großen Ulkus an der kleinen Kurvatur; (<u>B</u>) obere Resektionslinie, (<u>C</u>) untere Resektionslinie.

Das Prinzip der B-I-Operation besteht nun darin, das obere Duodenum mit dem Magenstumpf zu vereinigen (anastomosieren).

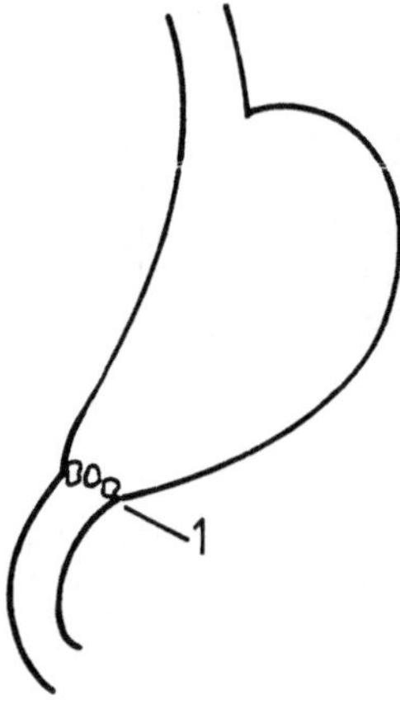

Gastroduodenostomie (<u>1</u> Anastomose) nach B-I.

39
Wie wird prinzipiell eine B-II-Operation durchgeführt?

Die B-I- und B-II-Operationen unterscheiden sich in der Art der Anastomose zwischen Magenrest und dem Dünndarm.
<u>Beim B-I</u> wird bekanntlich das obere Duodenum mit dem Magenrest anastomosiert (Gastroduodenostomie).

<u>Beim B-II</u> wird das obere Duodenum
blind verschlossen und die erste
Schlinge des Jejunums wird End-
zu-Seit mit dem Magenrest anastomosiert (Gastrojejunostomie).

40
Skizzieren Sie das Prinzip einer B-II-Operation!

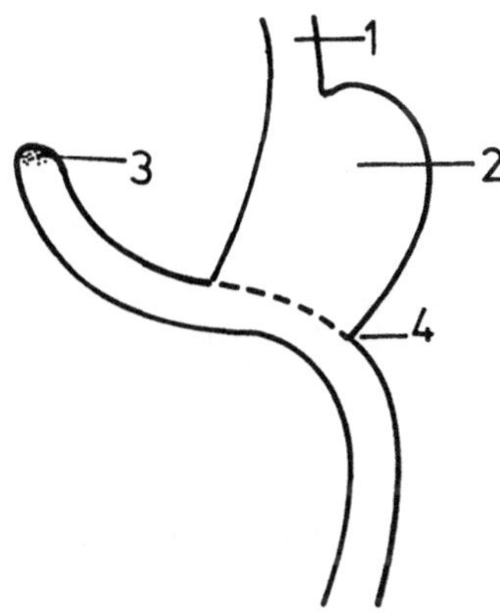

Prinzip eines B-II.

<u>1</u> Ösophagus
<u>2</u> Magenstumpf
<u>3</u> Blind verschlossenes Duodenum
<u>4</u> Anastomose End-zu-Seit des Ma-
   genstumpfes mit dem Jejunum.

41
Das Prinzip der B-II-Op. besteht also im blinden Verschluß
des Duodenums und der Anastomosierung des Magenstumpfes mit
der ersten Jejunumschlinge.
Das Jejunum kann auf zwei verschiedene Weisen an den Magenrest herangeführt werden. Einmal <u>vor</u> dem Colon transversum
und einmal <u>hinter</u> dem Colon
transversum. Wie nennt man diese beiden Ausführungen der
B-II-Operation?

a) Antekolischer B-II
b) Retrokolischer B-II

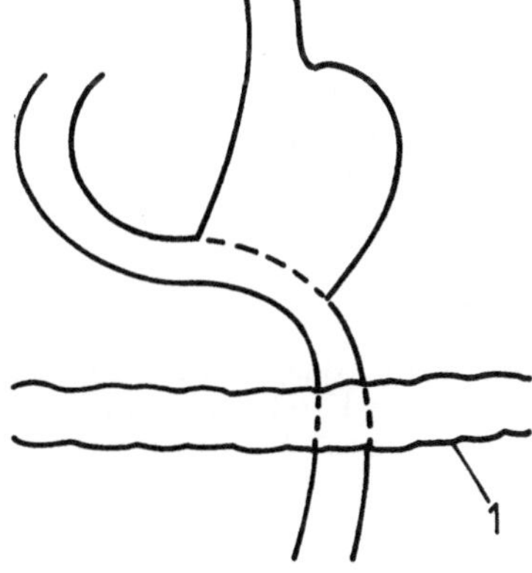

Beispiel: retrokolischer B-II
(<u>1</u> Colon transversum)

42
Wo liegen die Vor- und Nach-
teile der B-I- gegenüber der
B-II-Operation?

Beim B-I bleibt die physiologi-
sche Darmpassage bestehen. Auch
soll die Häufigkeit der Spätkar-
zinome im Magenstumpf beim B-I-
Magen geringer sein als beim
B-II-Magen. Die Op. nach B-I ist
jedoch technisch oft schwieriger
durchzuführen als die Op. nach
B-II.

43
Welche schwerwiegende Erkrankung tritt bei magenresezierten
Patienten 15-20 Jahre nach der
Operation gehäuft auf? (Etwa
5mal häufiger als beim Magenge-
sunden!)

Das Karzinom des Magenstumpfes.

44
Als weiterer Folgezustand nach
Magenresektionen kann ein
Dumping-Syndrom auftreten. Beim
Dumping-Syndrom werden zwei
Formen unterschieden. Welche?

a) Frühdumping.
b) Spätdumping.

45
Beim Frühdumping klagen die
Betroffenen <u>kurz nach den Mahl-
zeiten</u> über Völlegefühl, Erbrechen, Schwitzen, Tachykardie
und RR-Abfall. Wie kommen diese
Symptome zustande?

Durch die Magenresektion fällt
die Speicherfunktion des Magens
größtenteils fort. Es kann zu
einem sehr schnellen Übertritt
von Speisen in den Dünndarm kommen. Da die Speisen oft hyperos-
molar (salzhaltig) sind, kommt
es zu einem Flüssigkeitseinstrom
aus den Blutgefäßen des Darmes
in das Darmlumen. → Fehlvertei-
lung des Blutes. → Tachykardie,
RR-Abfall.

46
Wie wird das Frühdumping-Syn-
drom therapiert?

Häufige, kleine Mahlzeiten; Mei-
den von kohlenhydratreichen Speisen; Hinlegen nach den Mahlzeiten.

47
Unter welchen Symptomen leidet
ein Patient bei einem Spätdumping-Syndrom?

<u>Stunden nach der Nahrungsauf-
nahme</u> (Spätdumping) kommt es zu
einem Hungergefühl, Schwitzen
und körperlicher Schwäche. Im
Blut fällt der Glukosespiegel
deutlich auf hypoglykämische Werte.

48

Auf welche Weise kommen die Symptome beim Spätdumping-Syndrom zustande?

Beim Spätdumping vermutet man eine Überempfindlichkeit gegen Insulin. Stunden nach der Nahrungsaufnahme kommt es daher zu einer reaktiven Hypoglykämie. Die Symptome (Heißhunger, Schwitzen, körperliche Schwäche) <u>gleichen denen eines Diabetikers</u> in der Phase der Hypoglykämie bei Insulinüberdosierung.

49

Das Magenkarzinom ist ein recht häufiger bösartiger Tumor. Seine Ätiologie ist unbekannt. Man kennt jedoch einige wesentliche prädisponierende Faktoren. Welche sind das?

a) Magenulzera
b) Atrophische Gastritis
c) Magenresektionen
d) Genetische Faktoren.

50

In welcher Region des Magens ist das Magenkarzinom vorzugsweise lokalisiert?

Kleinkurvaturseitig im Antrum.

51

Das Magenkarzinom verursacht praktisch keine Frühsymptome. Welche Symptome verursacht ein bereits fortgeschrittenes Magenkarzinom?

- Subjektiv klagen die Patienten oft über Völlegefühl und Appetitlosigkeit.
- Sie empfinden Widerwillen gegen bestimmte Speisen (z.B. Fleisch) und haben einen Gewichtsverlust.
- Im Blutbild fällt häufig eine Anämie auf, die durch chronische Blutverluste bedingt ist.
- Die Benzedinprobe (Blut im Stuhl!) ist oft positiv.

52

Viele Magenkarzinome werden durch das Auftreten von Komplikationen entdeckt. Welche Komplikationen werden häufig durch das Magenkarzinom hervorgerufen?

a) Perforation (nicht nur Ulzera können perforieren!)
b) Blutung
c) Magenausgangsstenose
d) Stenose im Bereich der Kardia
e) Auftreten von Metastasen.

53

Auf welchen drei Wegen dehnt sich das Magenkarzinom aus?

a) Lymphogen
b) Hämatogen
c) Direkte Infiltration von benachbarten Organen.

54
Welche Lymphknotenstationen werden beim Magenkarzinom bevorzugt befallen?

1 Lymphknoten entlang der kleinen Kurvatur
2 Lymphknoten im Bereich von Duodenum und Pankreas
3 Lymphknoten im Bereich der Milz.

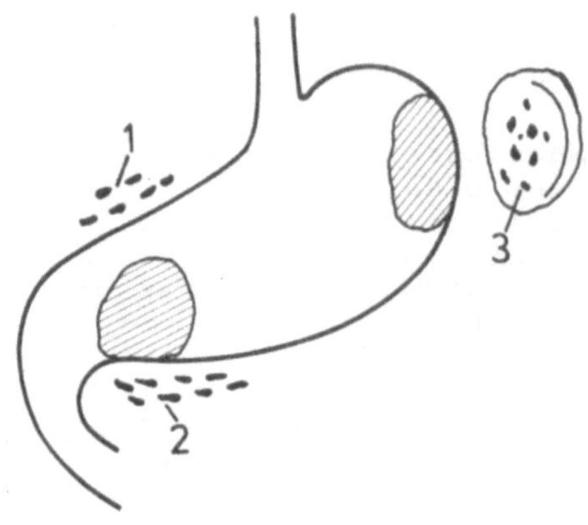

55
Häufig findet man auch im Spätstadium des Magenkarzinoms diffuse Metastasen im Peritoneum (Bauchfell). Wie können diese diagnostiziert werden?

In solchen Fällen leidet der Betroffene unter Aszites. Im Aszitespunktat können die malignen Zellen nachgewiesen werden.

56
Was versteht man unter einem Krukenberg-Tumor?

Gelegentlich kommt es durch lymphogene Aussaat oder durch direkte Implantation von Karzinomzellen zu einem Befall der Eierstöcke (Ovarien). Dort wachsen dann oft große Tumoren heran, die nicht selten noch vor dem Primärtumor diagnostiziert werden.

57
In welche benachbarten Organe bricht das Magenkarzinom gehäuft ein?

1   Leber
2   Pankreas
3   Querkolon.

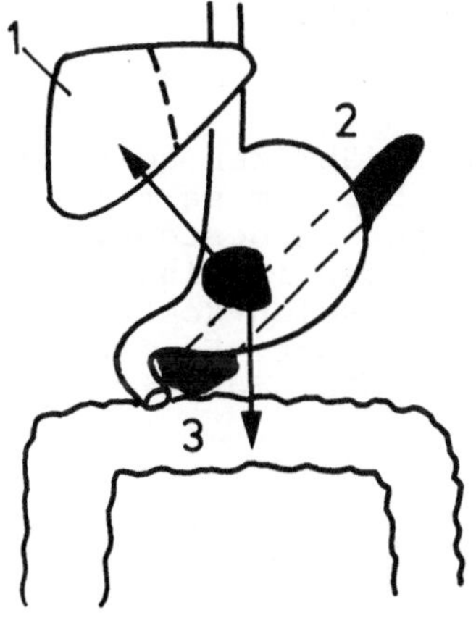

58
Wegen des Fehlens von spezifi-
schen Frühsymptomen und der ra-
schen Metastasierung ist die
Prognose des Magenkarzinoms
schlecht. In welcher Größen-
ordnung liegt die Fünfjahresüberlebensrate?

Die Fünfjahresüberlebensrate
liegt zwischen 10 und 20%.

59
Eine Sonderform des Magenkarzinoms läßt sich jedoch mit
mehr als 90%iger Sicherheit
heilen. Welche Sonderform ist
gemeint?

Das Magenfrühkarzinom („early
cancer").

60
Was versteht man unter einem
„early cancer"?

Beim „early cancer" ist das Karzinom auf die Schleimhaut (Mukosa) und die unmittelbar darunterliegende Schicht, die Submukosa,
beschränkt.

61
Nach welchen Prinzipien wird
ein Magenkarzinom therapiert?

Die Operation ist die einzige
Heilungschance. Magenkarzinome
sind praktisch nicht strahlen-
empfindlich und sprechen auch
nicht auf Zytostatika an.
Karzinome des Antrums - sofern
noch operabel - werden meist
mittels 4/5-Resektion nach B-I
behandelt. Bei "höher" gelegenen
Karzinomen muß häufig eine totale
Gastrektomie (völlige Entfernung
des Magens) durchgeführt werden.

5.2 Erkrankungen des Kolons

1
Bei einem 65jährigen adipösen
Patienten, bei dem seit langem
eine Obstipation besteht, wird
wegen Schmerzen im linken Unterbauch ein Kolon-Kontrasteinlauf durchgeführt. Es findet
sich dabei folgendes Bild:

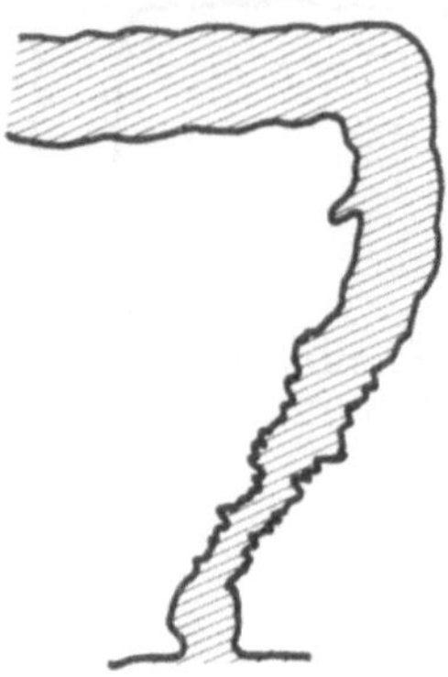

Um welche Erkrankung handelt
es sich?

Um eine Divertikulose des Kolons.

2
Was versteht man unter einer
Divertikulose des Kolons?

Die Divertikulose des Kolons besteht aus zahlreichen (oft über
100) Divertikeln. Die Divertikel
sind kleine Ausstülpungen der
Dickdarmschleimhaut durch eine
Schwachstelle in der Kolonmusku-
latur.

3
In welchem Kolonabschnitt ist
die Divertikulose am häufigsten
lokalisiert?

Im Sigma.

4
Die Divertikel des Kolons sind
sog. unechte Divertikel. Was
ist mit diesem Ausdruck gemeint?

Bei einem echten Divertikel sind
alle Wandschichten des Darmes
ausgestülpt (z.B. Meckel-Divertikel).
Bei der Kolondivertikulose ist
jedoch nur die Schleimhaut durch
die Muskulatur ausgestülpt.

5
Können Sie in einem Querschnitt durch das Kolon ein Kolondivertikel darstellen?

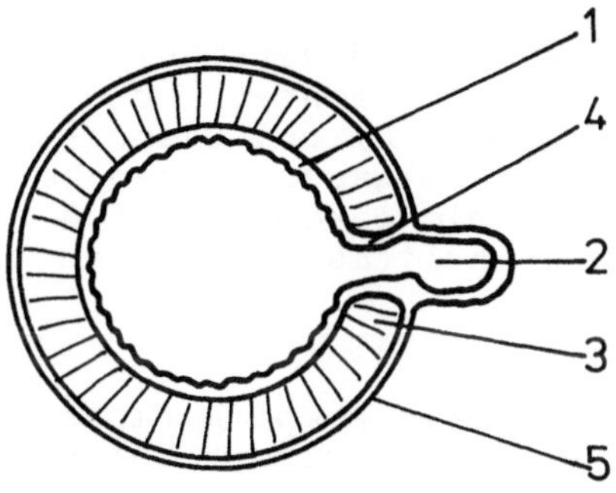

1 Schleimhaut (Mukosa)
2 Divertikel (Mukosaprolaps)
3 Muskelschicht
4 Muskellücke (meist Eintrittsstelle eines Gefäßes)
5 Serosa.

6
Wegbereiter für eine Divertikulose ist ein erhöhter Druck im Kolon. Wie kommt dieser zustande?

Schlackenarme Kost und Obstipation.

7
Im Zusammenhang mit einer Divertikulose wird auch häufig von einer Divertikulitis gesprochen. Handelt es sich dabei um das gleiche Krankheitsbild?

Nein. Die Divertikulitis ist bereits eine Komplikation der Divertikulose. Bei der Divertikulitis sind – im Gegensatz zur Divertikulose – die Schleimhautprolapse entzündet.

8
Wie kann sich aus einer Divertikulose eine Divertikulitis entwickeln?

Im Divertikelhals kann sich Kot stauen. Das Sekret im Divertikel kann dann nicht abfließen, und es kommt zur Entzündung.

9
Welche Symptome verursacht eine Divertikulitis?

Die Patienten klagen über kranpfartige – meist im linken Unterbauch (Sigma!) – lokalisierte Schmerzen. Häufig sind die Patienten obstipiert.
Das entzündete Darmsegment kann man bei schlanken Patienten als walzenförmigen Tumor tasten.

10
Wie werden die Divertikulose und die unkomplizierte Divertikulitis behandelt?

Konservativ mit zellulosereicher Kost. (Zusätzlich Leinsamen, Weizenkleie.) Gegen die krampfartigen Schmerzen helfen Spasmolytika (z.B. Buscopan).

11
Ein Patient, bei dem seit längerem eine Sigmadivertikulitis bekannt ist, berichtet, er habe seit kurzem Stuhl und Gasbeimengungen beim Wasserlassen bemerkt. Um welche Komplikation der Divertikulitis handelt es sich?

Um eine Sigma-Blasenfistel. Dabei ist es zu einem Einbruch von entzündeten Divertikeln in die Harnblase gekommen.

12
Welche weiteren Komplikationen können bei einer Divertikulitis des Kolons auftreten?

1. Perforation des Divertikels
2. Abszeßbildung
3. Entzündliche hochgradige Stenose mit Ileus
4. Blutung.

13
Wie wird die komplizierte Divertikulitis behandelt?

Operativ, z.B. Resektion des von Divertikeln befallenen Darmabschnittes.

14
Eine 25jährige Patientin klagt seit etwa 1 Jahr über Durchfälle. Dabei hat sie pro Tag etwa 10-15 Stuhlgänge. Der Stuhl ist mit Blut und Schleim vermengt. An welche Erkrankung des Kolons wird man bei dieser Anamnese in erster Linie denken?

An eine Colitis ulcerosa.

15
Was versteht man unter einer Colitis ulcerosa?

Die Colitis ulcerosa ist eine chronische - gelegentlich jedoch auch akut verlaufende - Entzündung der Dickdarmschleimhaut. Sie ist klinisch gezeichnet durch blutig-schleimige Diarrhöen.

16
Welche Ätiologie liegt der Colitis ulcerosa zugrunde?

Die Ätiologie der Colitis ulcerosa ist unbekannt. Diskutiert werden immer wieder:

- Autoimmunerkrankung,
- Unverträglichkeit auf bestimmte Speisebestandteile,
- psychogene Ursachen.

17
Welcher Teil des Kolons ist in aller Regel von der Colitis ulcerosa befallen?

In mehr als 90% das Rektum. Hier beginnt die Erkrankung. Sie kann sich vom Rektum oralwärts auf das gesamte Kolon und sogar auf das Ileum ausdehnen.

18
Eine akute schwerwiegende Komplikation der Colitis ulcerosa ist das toxische Megakolon. Was versteht man hierunter?

Das toxische Megakolon ist eine extreme Erweiterung des Kolons (vorwiegend des Colon transversum). Hierbei hat sich die Entzündung von der Schleimhaut (Mukosa und Submukosa) auf die Muskulatur des Kolons ausgedehnt.

19
Warum muß bei einem toxischen Megakolon häufig notfallmäßig ein chirurgischer Eingriff durchgeführt werden?

Beim toxischen Megakolon kann es sehr leicht zur Kolonperforation kommen.

20
Im Kolon-Kontrasteinlauf findet man bei einer Colitis ulcerosa oft das Bild einer Pseudopolyposis. Wie kommt dieses recht charakteristische Bild zustande?

Bei einer Colitis ulcerosa kommt es bekanntlich zu einer Entzündung der Schleimhaut (Mukosa). Zwischen der entzündeten Schleimhaut liegen Inseln gesunder Mukosa, die bei längerem Krankheitsverlauf hypertrophieren. Im Kolon-Kontrasteinlauf machen diese hypertrophen, nichtentzündeten Mukosainseln das Bild von Kolonpolypen (daher Pseudopolyposis).

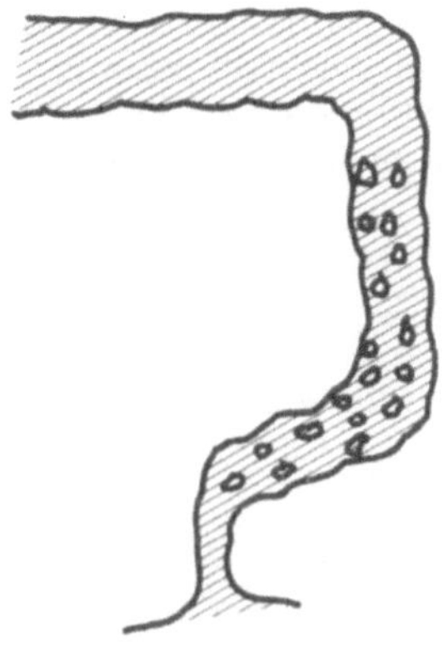

Pseudopolyposis

21
Die Therapie der Colitis ulcerosa ist in der Regel konservativ (z.B. mit Azulfidine, Cortison, Diät usw.). Bei einem chronischen Verlauf von über 5 Jahren sollte man jedoch eine Operation erwägen. Warum?

Bei längerem Verlauf der Colitis ulcerosa muß mit einer malignen Entartung gerechnet werden. Die Wahrscheinlichkeit der Entartung nimmt mit der Dauer der Kolitis sowie der Ausdehnung des Kolonbefalls zu.

22

Mit dem toxischen Megakolon und der malignen Entartung haben Sie bereits zwei Komplikationen der Colitis ulcerosa kennengelernt. Können Sie noch einige weitere Komplikationsmöglichkeiten aufzählen?

Anämie infolge des chronischen Blutverlustes und Stenosen im Kolon. Aber auch sog. systemische Komplikationen, wie Augen- und Gelenkerkrankungen, Thrombophlebitis, Hepatitis und Pankreatitis können Folgen einer Colitis ulcerosa sein.

23

Bei Verdacht auf eine Colitis ulcerosa müssen eine ganze Reihe von Differentialdiagnosen erwogen werden. So z.B. irritables Kolon, infektiöse Darmerkrankungen, Tuberkulose des Darmes usw.
Welche Differentialdiagnose ist häufig am schwierigsten abzugrenzen?

Der Morbus Crohn. Häufig wird der Morbus Crohn auch als Ileitis terminalis bezeichnet. Dies ist nicht ganz korrekt, denn beim Morbus Crohn ist der Dickdarm nicht weniger oft befallen als der Dünndarm. Die klinischen Symptome (blutig-schleimige Diarrhöen) gleichen denen der Colitis ulcerosa.

24

Es wurde bereits erwähnt, daß in der Regel die Therapie der Colitis ulcerosa konservativ ist. Welche Möglichkeiten bestehen denn bei Versagen der konservativen Therapie?

Bei der Colitis ulcerosa sind mehrere Operationsverfahren theoretisch möglich. Im Hinblick auf die endgültige Ausheilung der Kolitis ist die totale Proktokolektomie das sicherste Verfahren.

25

Können Sie das Prinzip der totalen Proktokolektomie in einer Skizze darstellen?

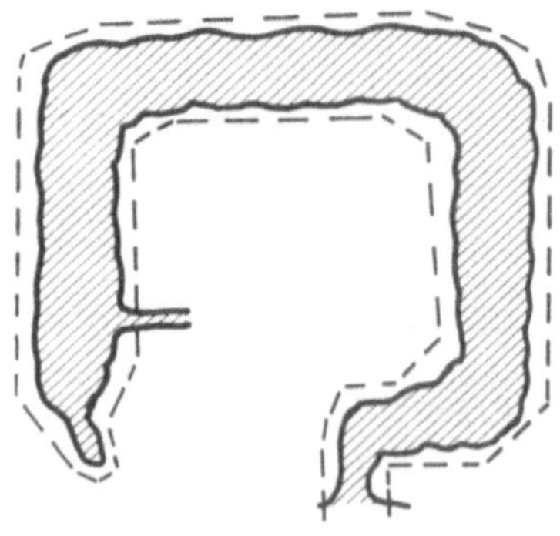

Bei der totalen Proktokolektomie werden das gesamte Rektum und das Kolon entfernt.

26

Was geschieht dabei mit dem endständigen Ileum?

Das Ileum wird endständig in die Bauchdecke eingepflanzt. Es entsteht ein Ileostoma. (Vgl. Sie bitte Erkrankungen des Rektums und Anus.)

27
Eine andere operative Möglichkeit ist die Resektion des Kolons unter Belassung des Rektums. Anastomosiert man nun
Ileum mit Rektum, so bleibt
den Patienten der äußerst pro-
blematische Ileumafter erspart.
Welchen Nachteil hat jedoch das
oben dargestellte Operationsverfahren?

Es ist nur durchführbar, wenn
das Rektum nicht von der Kolitis
befallen ist. Dies ist jedoch
nur in Ausnahmefällen so.

28
Welche primär gutartigen Tumoren kommen im Bereich des Kolons am häufigsten vor?

Die polypösen (polypartigen) und
die villösen (zottenartigen) Adenome.

29
Welcher gutartige Kolontumor
ist in untenstehender Skizze
dargestellt?

Ein villöses Adenom (sog. Zotten-
polyp).

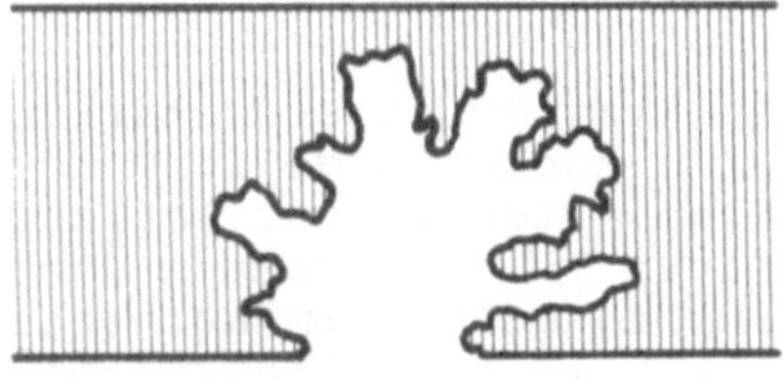

30
Welche Symptome verursachen
die Adenome des Kolons?

Die Adenome sind klinisch häufig
stumm. Gelegentlich findet man
Blut oder Schleimabgang. Bei den
villösen Adenomen kann es auch
zu einem erheblichen Eiweiß- und
Kaliumverlust kommen.

31
Wie werden die Adenome des Kolons exakt diagnostiziert?

Durch Rekto- bzw. Koloskopie
oder durch einen Kolonkontrast-
einlauf.

32
Warum ist die vollständige Entfernung der Adenome und ihre
anschließende histologische
Untersuchung unbedingt erforderlich?

Die große Gefahr der Kolonpolypen
- die primär gutartig sind - besteht in ihrer malignen Entartung. Durch rechtzeitige Entfernung der Kolonadenome (Polypen)
kann daher eine echte Karzinom-
prophylaxe betrieben werden.

33
Welche Erkrankung liegt vor, wenn bei einem 25jährigen Mann folgender Kolonbefund festgestellt wird: Hunderte von kleinen und mittleren Polypen, die im Rektum und im gesamten Kolon ausgebreitet sind?

Eine familiäre Polyposis (Adenomatose). Bei dieser Erkrankung liegt ein dominant erheblicher Befall des gesamten Kolons mit Polypen (Adenomen) vor.

34
Worin liegt die große Bedeutung der familiären Polyposis?

Bei dieser Erkrankung kommt es bei längerem Bestehen praktisch immer zur Entwicklung eines Karzinoms.

35
Das Kolonkarzinom ist bei Mann und Frau der dritthäufigste maligne Tumor. Aus drei - primär benignen - Kolonerkrankungen kann ein Kolonkarzinom entstehen. Um welche Erkrankungen handelt es sich?

1. Kolonadenome (sog. Dickdarmpolypen).
2. Familiäre Polyposis.
3. Colitis ulcerosa.

36
In untenstehender Skizze ist das röntgenologische Bild eines Kolonkarzinoms dargestellt. Mit welchen Symptomen ist bei diesem Befund zu rechnen?

Bei dem skizzierten Sigmakarzinom liegt eine hochgradige (tumoröse) Stenose des Sigmas vor. Patienten mit solchen Tumoren kommen daher nicht selten erst beim Auftreten eines Ileus in die Klinik. <u>Vor der Entwicklung des Ileus</u> bemerkten die Patienten häufig:

- Blut oder Schleimabgänge,
- Obstipation im Wechsel mit Diarrhöe,
- Zunahme des Bauchumfanges.

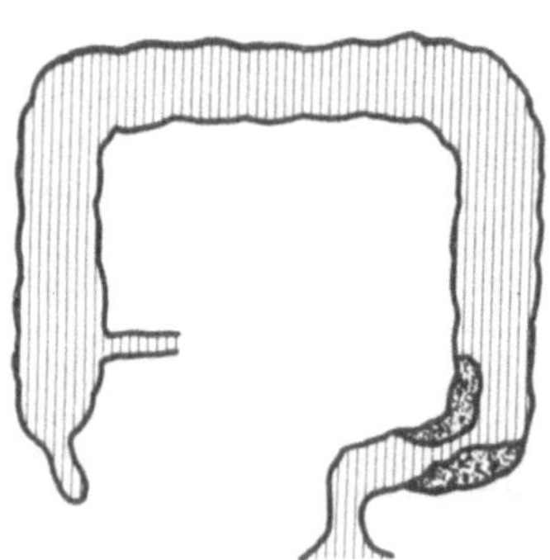

37
Die obengenannten Symptome sind keine Frühsymptome im eigentlichen Sinne, sondern die Erstsymptome eines bereits nicht mehr kleinen Karzinoms. Mit welcher Untersuchungsmethode, die zu jeder Vorsorgeuntersuchung gehört, könnte man die Existenz eines Karzinoms vermuten?

Mit dem Haemoccult-Test. Der Haemoccult-Test weist auch geringe, für das bloße Auge nicht sichtbare Mengen von Blut nach. Ein positiver Haemoccult-Test ist selbstverständlich noch kein Beweis für ein Karzinom. Er sollte jedoch Anlaß für eine Koloskopie oder einen Kontrasteinlauf sein.

38

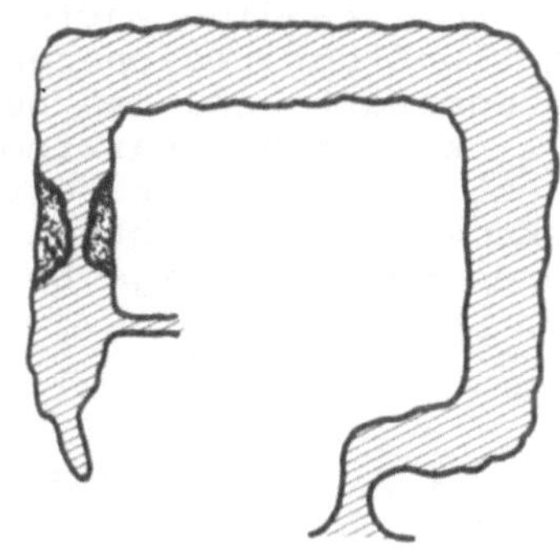

In obenstehender Skizze ist ein
Colon-ascendens-Karzinom dargestellt. Hat das rechtsseitige
oder das linksseitige Kolonkarzinom die bessere Prognose?

Das linksseitige Karzinom hat in
der Regel die bessere Prognose,
da es früher erkannt wird. Begründung: Der noch sehr flüssige
Kot passiert eine Engstelle im
Colon ascendens lange Zeit relativ gut. Erstsymptome treten daher oft sehr spät auf.

39
An welchen Stellen ist das Kolonkarzinom am häufigsten lokalisiert?

Etwa 3/4 aller Kolonkarzinome
befinden sich im Bereich des
Rektums und Sigmas.

40
In untenstehender Skizze sind
einige typische Komplikationen
des Kolonkarzinoms dargestellt.
Um welche Komplikationen handelt es sich im einzelnen?

A   Stenosierung des Kolons -
    Ileus
B   Infiltration in die Bauchwand
C   Metastasierung in die Leber
D   Paraaortale Lymphknotenmetas-
    tasen.

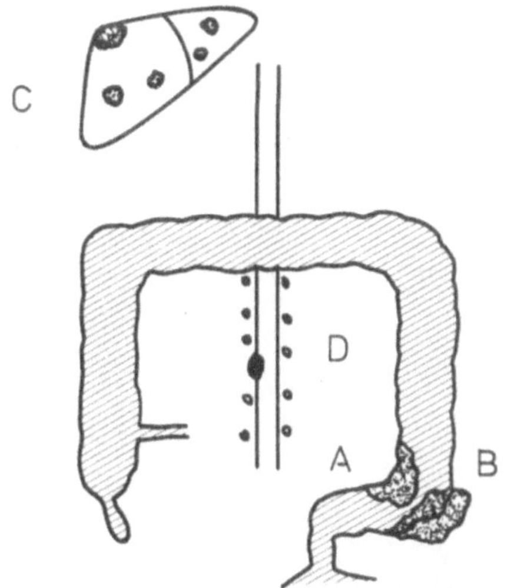

41

Nach welchen Prinzipien wird das Kolonkarzinom behandelt?

Möglichst vollständige Entfernung des Tumors und der regionären Lymphknotenmetastasen. Das bedeutet bei linksseitigen Karzinomen Sigmaresektion bzw. linksseitige Hemikolektomie, bei rechtsseitigen Tumoren rechtsseitige Hemikolektomie.

5.3 Erkrankungen des Rektums und des Anus

1

In untenstehender Skizze sehen Sie die wichtigsten anatomischen Strukturen des Rektums und Anus dargestellt. Bezeichnen Sie die einzelnen Gebilde!

1 Rektum
2 Anus
3 Linea dentata
4 Innerer Schließmuskel (M. sphincter ani internus)
5 Äußerer Schließmuskel (M. sphincter ani externus)
6 M. levator ani
7 Corpus cavernosum recti (Plexus haemorrhoidalis).

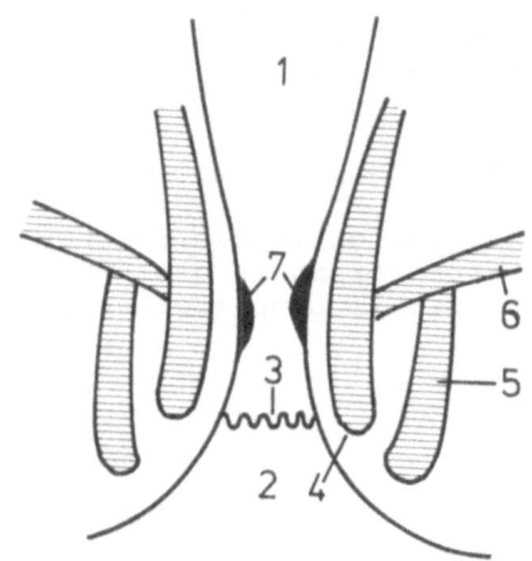

2

Welche Krankheit hat mit großer Wahrscheinlichkeit ein Patient, der über folgendes Beschwerdebild klagt: Starke Schmerzen beim Stuhlgang (Defäkation), die jedoch auch längere Zeit nach dem Stuhlgang noch anhalten, gelegentliche Blutungen, bleistiftdicker Stuhl.

Analfissur.

3

Was versteht man unter einer Analfissur?

Eine Analfissur ist ein Einriß der Analschleimhaut, der bis auf die darunterliegende Muskelschicht des M. sphincter ani internus reicht.

4
Wie kommt es zum Einreißen der Analschleimhaut?

Die häufigste Ursache ist harter Stuhlgang, der bei der Passage des Anus zu Einrissen in der Analschleimhaut führt.

5
An welcher Stelle findet man meist die Analfissur?

An den engsten Stellen des Anus - den Kommissuren. Am häufigsten ist die Analfissur bei 6 Uhr lokalisiert.

6
Welchen Befund kann man bei einer Analfissur erheben?

Einriß der Analschleimhaut (meist an typischer Stelle), spastisch verengter innerer Schließmuskel.

7
Warum kommt es bei einer Analfissur immer wieder neu zum Einreißen der Analschleimhaut?

Durch den ersten Einriß der Analschleimhaut kommt es zum Freiliegen der Muskelfasern des M. sphincter ani internus. Dieser wird hierdurch stark "gereizt", und es kommt zum Sphinkterkrampf. Die Folge ist eine Verengung des Anus, wodurch bei den folgenden Stuhlpassagen die Schleimhaut immer wieder eingerissen wird.

8
In welchen zwei Verlaufsformen kommt die Analfissur vor?

Akute und chronische Analfissur.

9
Wie wird die akute Analfissur behandelt?

Unterspritzen der Fissur mit einem Lokalanästhetikum.

10
Wie wird die chronische Analfissur behandelt?

2/3-Durchtrennung des M. sphincter ani internus (sog. Op. nach Parks).

11

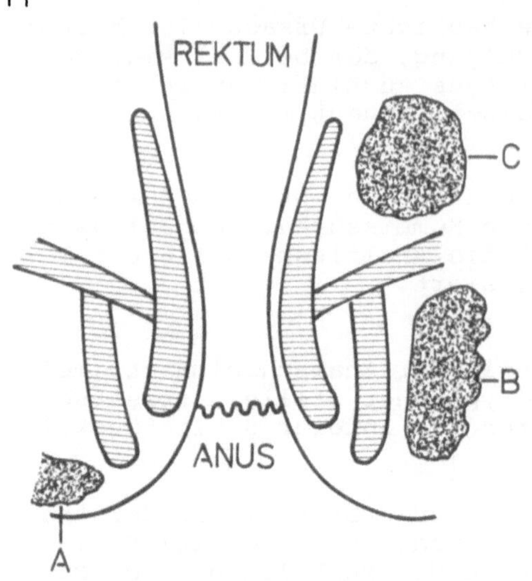

A   Perianaler Abszeß
B   Ischiorektaler Abszeß
C   Pelvirektaler Abszeß.

Die obenstehende Skizze zeigt die bedeutendsten Abszeßlokalisationen im Bereich des Rektums und Anus. Benennen Sie die einzelnen Abszeßformen!

12

Die anorektalen Abszesse verursachen starke Schmerzen im Bereich der Analregion. Die ischio- und pelvirektalen Abszesse nicht selten auch Fieber und Schüttelfrost. Die benachbarte Haut ist gerötet und stark druckschmerzhaft. Nach welchen Grundsätzen werden die anorektalen Abszesse behandelt?

Die Haut über dem Abszeß wird gespalten und der Abszeß ausgiebig drainiert.

13

Welche Gefahr besteht bei unzureichender Behandlung eines anorektalen Abszesses?

Die Gefahr der Fistelbildung.

14
Die wohl bekanntesten Fisteln
sind die

<u>A</u> intrasphinktäre Fistel
<u>B</u> transsphinktäre Fistel
<u>C</u> extrasphinktäre Fistel.

Tragen Sie diese drei Fistel-
typen in eine Skizze des Rektums und Anus ein!

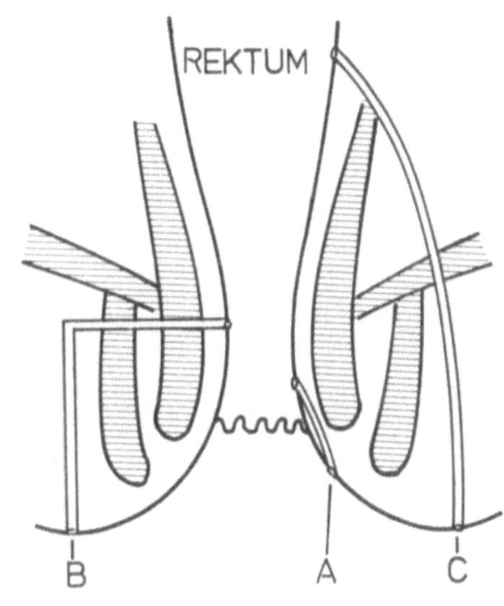

15
An welche Erkrankung muß man
bei immer wieder auftretenden
anorektalen Fisteln denken?

Morbus Crohn.

16
Ein häufiges Symptom anorekta-
ler Erkrankungen ist die Blutung. Welche Erkrankungen führen häufig zu Blutungen?

- Innere Hämorrhoiden
- Analfissuren
- Polypen
- Karzinome
- Colitis ulcerosa
- Morbus Crohn des Kolons.

17
Bei dem Hämorrhoidalleiden wer-
den zwei Formen unterschieden.
Welche sind das?

- Äußere Hämorrhoiden
- Innere Hämorrhoiden.

18
Was sind äußere Hämorrhoiden?

Äußere Hämorrhoiden sind Thrombosen der um den Anus (außen)
verlaufenden Venen. <u>Äußere
Hämorrhoiden = Perianale Thrombosen.</u>

19
Wie erkennt man äußere Hämorrhoiden?

Die perianalen Thrombosen sind
unmittelbar am Anus gelegene
bläulich schimmernde erbs- bis
haselnußgroße, sehr druckschmerz-
hafte Knötchen.

20
Wie werden die äußeren Hämorrhoiden behandelt?

In Lokalanästhesie wird die perianale Thrombose eröffnet und das
Blutgerinnsel ausgeräumt.

21
Was versteht man unter Marisken?

Marisken sind "Hautfalten" im Bereich des Anus, die aus nichtbehandelten perianalen Thrombosen entstanden sind. Die Marisken erschweren die Analhygiene erheblich und sind auch häufig Ursache eines quälenden Juckreizes im Analbereich.

22
Was sind innere Hämorrhoiden?

Innere Hämorrhoiden sind Erweiterungen des Corpus cavernosum recti (Plexus haemorrhoidales). <u>Beachten Sie bitte:</u> Das Corpus cavernosum recti ist eine physiologisch notwendige Einrichtung. Durch die unterschiedliche Blutfüllung in diesem Schwellkörper des Rektums wird der Anus "gasdicht" abgeschlossen.

25
Die inneren Hämorrhoiden werden in drei Schweregrade eingeteilt. Was versteht man unter dem Schweregrad I des Hämorrhoidalleidens?

Die Hämorrhoiden des Stadium I verursachen Blutungen (hellrotes Blut; häufig nur am Toilettenpapier).
Im Stadium I verursachen die Hämorrhoiden nie Schmerzen oder einen Hämorrhoidalvorfall.

26

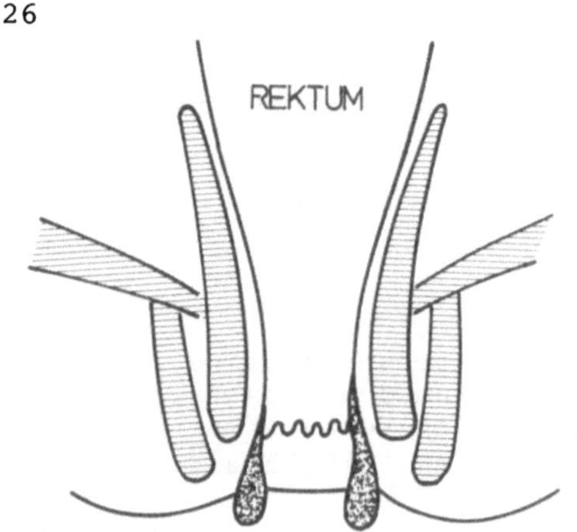

Um das Stadium II oder III. Ganz exakt kann dies aufgrund einer Abbildung nicht unterschieden werden. Sowohl im Stadium II als auch im Stadium III sind die Hämorrhoiden aus dem Anus prolabiert.
Während im Stadium III die Hämorrhoiden dauernd prolabiert sind, prolabieren sie im Stadium II jedoch beim Pressen und bei der Defäkation. Danach gleiten sie spontan in den Anus zurück.

Um welches Stadium des Hämorrhoidalleidens handelt es sich in obenstehender Skizze?

25
Nach welchen Grundsätzen werden die inneren Hämorrhoiden therapiert?

Im Stadium I und II kommt die Verödung zur Anwendung. Dabei wird ein Verödungsmittel (z.B.

Phenol 5%ig) oberhalb der Hämorrhoide unter die Schleimhaut injiziert.
Im Stadium III ist in der Regel eine Op. unausweichlich (z.B. Op. nach Milligan-Morgan).

26
Die wohl schwerwiegendste Erkrankung im Bereich des Rektums - Anus ist das Karzinom. Das Karzinom kann aus vorher gesunder Schleimhaut entstehen, aber auch auf dem Boden bestimmter prädisponierender Erkrankungen.
Bei welchen Erkrankungen des Rektums muß mit einer malignen Entartung gerechnet werden?

Dies sind im Prinzip die gleichen Erkrankungen, die auch im Kolon zu einer malignen Entartung führen können:

- familiäre Polyposis,
- Colitis ulcerosa,
- villöse und adenomatöse Polypen.

Dabei ist jedoch bemerkenswert, daß das Entartungsrisiko der Polypen im Bereich des Rektums höher ist, als im übrigen Kolon.

27
Welche Symptome werden durch das Rektumkarzinom verursacht?

- Blut oder Schleimabgang beim Stuhlgang,
- "feuchte Winde",
- Änderung der Stuhlgewohnheiten.

Dies sind jedoch leider alles keine echten Frühsymptome, sondern die ersten Symptome eines schon nicht mehr kleinen Karzinoms.
Im Spätstadium verursacht das Rektumkarzinom:

- Leistungsknick,
- Gewichtsabnahme,
- Ileus.

28
Welche Aufgabe in der Früherkennung von Tumoren des Kolons und Rektums hat der Haemoccult-Test?

Hiermit ist der Nachweis von geringen, mit dem bloßen Auge nicht sichtbaren, Blutspuren möglich.
Beim positiven Haemoccult-Test muß daher intensiv nach einem Darmtumor gefahndet werden.

29

Dukes hat das Rektumkarzinom
in die Stadien A, B und C eingeteilt. Was versteht man unter dem Stadium A nach Dukes?

Stadium A: Das Rektumkarzinom
ist auf die Wand des Rektums begrenzt!

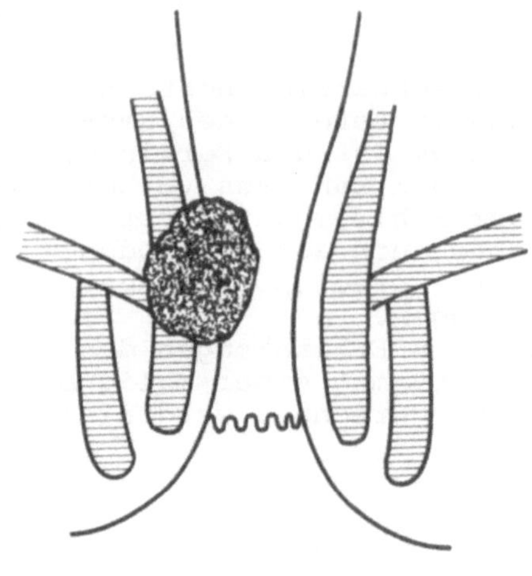

Tiefsitzendes Rektumkarzinom
(Stadium A nach Dukes)

30

Wie unterscheiden sich Stadium
B und C des Rektumkarzinoms?

Im Stadium B ist die Rektumwand
vom Karzinom durchbrochen. Im
Stadium C findet man zusätzlich
regionäre Lymphknotenmetastasen.

31

Die einzige kurative Therapie
des Rektumkarzinoms besteht in
der radikalen Tumorentfernung
möglichst unter Mitnahme der
regionären Lymphknoten.
Dabei ist im Hinblick auf die
spätere Lebensqualität des Patienten von ganz entscheidender
Bedeutung, ob eine Kontinenzresektion möglich ist oder
nicht. Was versteht man unter
einer "Kontinenzresektion"?

Bei einer Kontinenzresektion
bleibt das System der Schließ-
muskeln (Kontinenzorgan) erhalten.

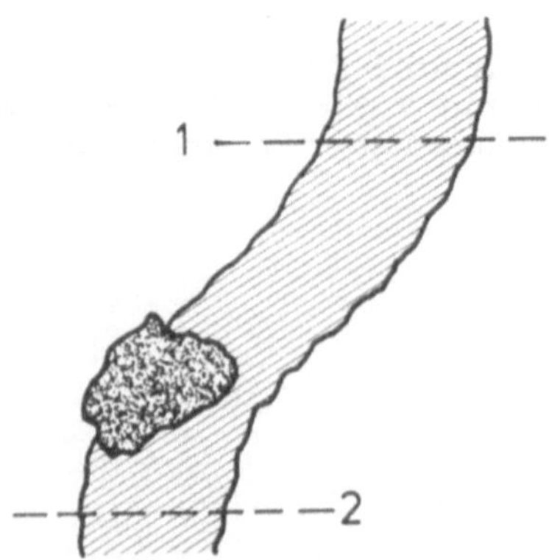

1 Obere Resektionsgrenze
2 Untere Resektionsgrenze

32
Unter welchen Voraussetzungen
ist eine Kontinenzresektion
möglich?

Vom unteren Tumorrand muß eine
makroskopisch tumorfreie Sicher-
heitszone von 4 cm nach analwärts
bestehen.

33
Welche Konsequenz ergibt sich,
wenn durch den Tumor oder die
notwendige Operation das Kontinenzorgan zerstört wird?

Es muß operativ ein künstlicher
Darmausgang (Anus praeter naturalis) geschaffen werden.
Dabei wird - sofern möglich - der
tumortragende Rektumteil von ab-
dominal und von perianal her
vollständig entfernt. Das verbleibende Darmende wird in die
Bauchdecke eingenäht.

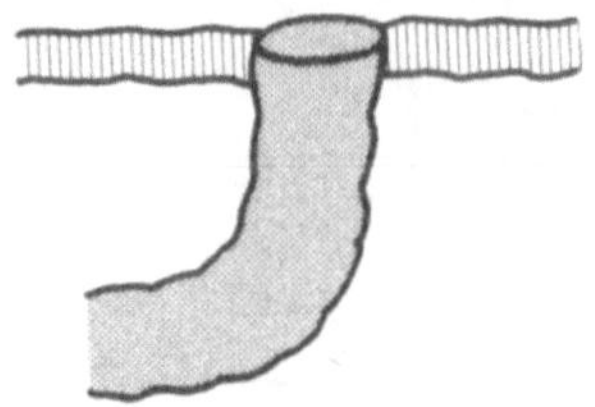

Anus praeter naturalis

34
Welcher Darmteil wird dabei in
der Regel in die Bauchdecke implantiert?

In aller Regel das Kolon (z.B.
das Sigma oder Colon descendens).
In diesen Fällen wird der Anus
praeter in die Bauchdecke des
linken Unterbauches implantiert.

35
Was versteht man unter einer
Kolostomie (auch Kolostoma)?

Die Kolostomie (das Kolostoma)
ist die Öffnung des Kolons in der
Bauchdecke bei einem Anus praeter.
Die Auffangvorrichtung für den
Stuhl beim Anus praeter nennt
man daher Kolostomiebeutel.

36
Was ist ein Ileostoma?

In Ausnahmefällen (z.B. bei Resektion des gesamten Dickdarms)
muß ein Teil des Dünndarms - das
Ileum - in die Bauchdecke implantiert werden.
Die Öffnung des Ileums in der
Bauchdecke heißt Ileostoma.

5.4 Erkrankungen der Gallenblase und der Gallengänge

1

Um die Erkrankungen der Gallenblase und Gallengänge zu verstehen, ist es erforderlich,
die Anatomie der Gallengänge zu
kennen. Bezeichnen Sie in untenstehendem Schema die einzelnen Abschnitte!

1	Rechter Ductus hepaticus
2	Linker Ductus hepaticus
3	Ductus hepaticus communis
4	Ductus cysticus
5	Gallenblase
6	Ductus choledochus
7	Papilla Vateri.

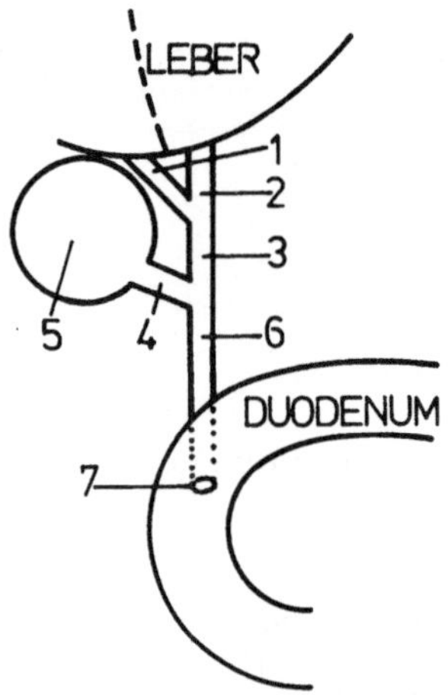

2

Wieviel Galle wird etwa pro
24 Stunden in der Leber produziert?

Etwa 800-1000 ml.

3

Welche beiden Aufgaben hat die
Gallenblase?

In der Gallenblase wird die Galle
gespeichert und eingedickt.

4

Warum gelangt die Lebergalle
über einen Umweg zunächst in
die Gallenblase und nicht direkt über den Ductus choledochus in das Duodenum?

An der Papilla Vateri befindet
sich ein Schließmuskelsystem
(M. sphincter oddi). Dieser Muskel ist im Nüchternzustand geschlossen, so daß die Galle über
den Ductus cysticus in die Gallenblase gelangt.

5

Konkremente im Bereich der
Gallenblase und Gallenwege sind
die häufigste Erkrankung im Bereich von Gallenblase und Gal-

Cholelithiasis.

lenwegen. Mit welchem Fachausdruck wird das Gallensteinlei-
den bezeichnet?

6
Welcher Fachausdruck ist für
die unten skizzierte Erkrankung
gebräuchlich?

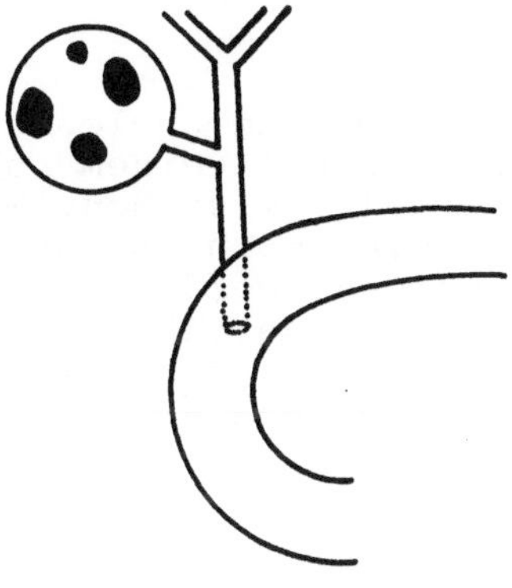

Cholezystolithiasis.
(<u>Beachten Sie bitte</u>: Cholelithiasis bedeutet Konkremente im Bereich von Gallenblase oder Gallenwegen; Cholezystolithiasis bedeutet Steine in der Gallenblase.)

7
Skizzieren Sie eine Choledocholithiasis!

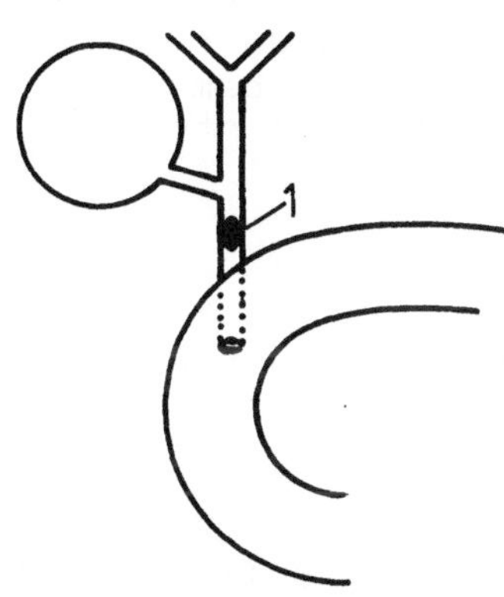

<u>1</u>   Choledochusstein

8
Aus welchen Substanzen bestehen die Gallensteine?

Cholesterin, Bilirubin und Kalzium.

9
Wie kommt es zur Bildung von
Bilirubin- und Kalziumsteinen
in der Gallenblase?

Bei Bilirubin- und Kalziumsteinen ist wahrscheinlich ein Über-
angebot dieser Substanzen ursächlich.

10

Welche Erkrankung des Blutes führt bei längerem Bestehen typischerweise zu Bilirubinsteinen in der Gallenblase?

Die Hämolyse des Blutes (hämolytischer Ikterus). Das aus den Erythrozyten vermehrt freigesetzte Hämoglobin (Hämolyse) gelangt zur Leber und wird dort zu Bilirubin umgewandelt. Das in der Galle (Flüssigkeit) dann vermehrt vorkommende Bilirubin fällt in der Gallenblase aus und bildet Bilirubinkonkremente.

11

Wie entstehen in der Gallenblase die Cholesterinsteine?

In der Galle müssen Cholesterin und Gallensäuren in einem ausgewogenen Verhältnis stehen. Nur so kann das Cholesterin in Lösung gehalten werden. Werden z.B. in der Gallenblase vermehrt Gallensäuren resorbiert, so fällt das Cholesterin aus und bildet Cholesterinkonkremente.

12

Es ist in den letzten Jahren gelungen, einen bestimmten Steintyp in der Gallenblase medikamentös aufzulösen. Um welchen Steintyp handelt es sich dabei und auf welchem Prinzip beruht die medikamentöse Steinauflösung?

Die medikamentöse Steinauflösung ist bei reinen Cholesterinsteinen möglich. Die hierfür verwendeten Medikamente (Chenodesoxycholsäure, Uroscholsäure) sind Gallensäuren, die das bereits ausgefallene Cholesterin wieder in Lösung bringen können. (Vgl. Sie Frage 11.)

13

Welche Erkrankungen wirken disponierend für eine Cholelithiasis?

Hämolytischer Ikterus, Diabetes mellitus, Fettsucht, Gravidität, Abflußbehinderungen in den Gallenwegen und Entzündungen.

14

Welche Erkrankung liegt wahrscheinlich bei folgendem Beschwerdebild vor?
Eine 50jährige Patientin klagt nach einer am Abend eingenommenen fettreichen Mahlzeit über ziehende Schmerzen im rechten Oberbauch, die bis in die rechte Schulter ausstrahlen. Nach einigen Stunden klingt der Schmerz ab. Kein Fieber.

Es handelt sich hier mit großer Wahrscheinlichkeit um eine typische Gallenkolik.
Die Ursache der Gallenkolik ist ganz überwiegend eine Cholelithiasis (Cholezystolithiasis).

15

Verursacht die Cholelithiasis stets diese typischen Gallenkoliken?

Nein. Mehr als die Hälfte aller Gallensteine machen keinerlei Beschwerden (sog. stumme Gallensteine). Von jenen Steinen, die Beschwerden machen, verursacht

nur etwa die Hälfte typische
Gallenkoliken. Die andere Hälfte
führt zu einem unbestimmten Druck
im Oberbauch. (Dies kann leicht
zu Verwechslungen mit Magener-
krankungen führen.)

Akute Cholezystitis (sog. akute
Galle).

16

Um welches Krankheitsbild handelt es sich mit großer Wahrscheinlichkeit bei folgendem
Befund:
Eine 62jährige Patientin, bei
der seit Jahren eine Cholezystolithiasis mit gelegentlichen
Koliken bekannt ist, hat nach
einer fettreichen Mahlzeit heftige Schmerzen im rechten Oberbauch, die in die rechte Schulter austrahlen. Die Beschwerden
lassen auch nach 12 Stunden
noch nicht an Intensität nach.
Starker Druckschmerz mit lokaler Abwehrspannung im re. Oberbauch. Temperatur ax. 38,9°C,
Leukozyten 17 500, Bilirubin
1,9 mg/dl.

17

Welche Vorerkrankung der Gallenblase ist in aller Regel für
das Auftreten einer akuten Cholezystitis verantwortlich?

Die Cholezystolithiasis.

18

Welcher Mechanismus kann dafür
verantwortlich sein, daß aus
einer jahrelang bestehenden
Cholezystolithiasis plötzlich
eine akute Cholezystitis entsteht?

Das Einklemmen eines Konkremen-
tes im Ductus cysticus.

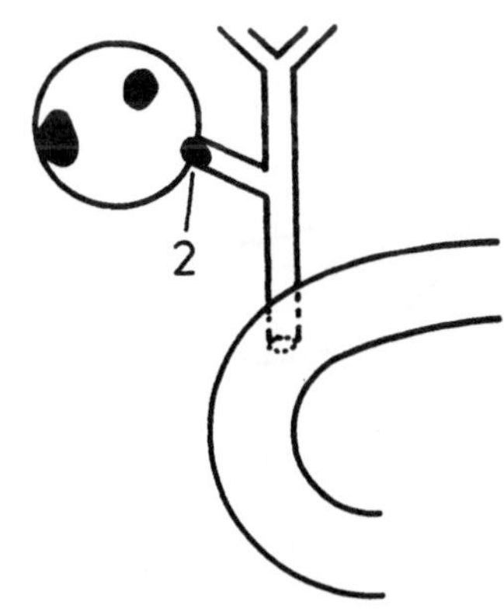

<u>2</u> Zystikusverschluß

Hierdurch kommt es zum Aufstau
von Galle in der Gallenblase, in
der sich dann Bakterien massiv
vermehren können.

19
Welche Bakterien lassen sich vorwiegend bei einer akuten Cholezystitis nachweisen?

- Escherichia coli,
- Enterokokken,
- Staphylokokken,
- Streptokokken.

20
Gibt es eine Cholezystitis auch ohne Gallensteine?

Ja. Dies ist jedoch recht selten. Es kann sich hier z.B. um den Befall der Gallenblase mit Typhus- oder Paratyphuskeimen handeln.

21
Die akute Cholezystitis ist eine Komplikation einer Cholelithiasis. Die "akute Galle" ihrerseits ist jedoch ebenfalls mit einer Reihe schwerwiegender Komplikationen belastet. Welche Komplikation ist in untenstehendem Schema dargestellt?

Eine Penetration eines Gallenblasenkonkrementes ins Duodenum. Der ins Duodenum perforierte Stein kann im Darm einen mechanischen Ileus auslösen.

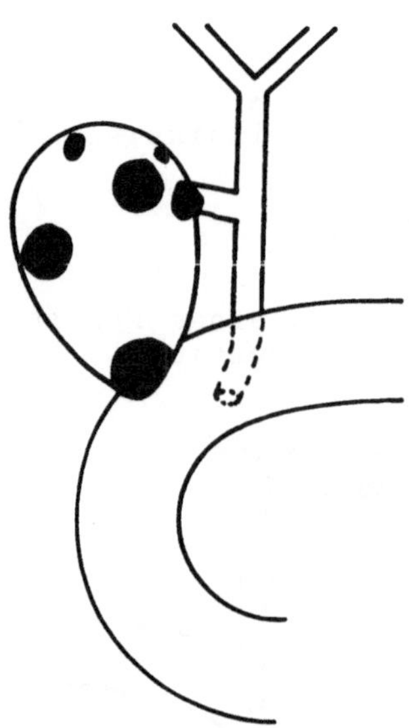

22
Wie entsteht aus einer akuten Cholezystitis eine chronisch rezidivierende Cholezystitis?

Nach einigen Wochen klingt die akute Cholezystitis ab. Die Entzündung der Gallenblase wird chronisch. Meistens schrumpft dann die Gallenblase und wird funktionslos.

23
Welcher weitere Gang mündet neben dem Ductus choledochus noch
an der Papilla Vateri ins Duodenum?

24
Wie ist es zu erklären, daß als
Komplikation einer Cholelithiasis eine akute Pankreatitis
entstehen kann?

25
Wie entstehen die Gallenkonkremente im Ductus choledochus?

Der Ductus pancreaticus. Dabei
haben der Ductus pancreaticus
und der Ductus choledochus häufig
eine gemeinsame Endstrecke.

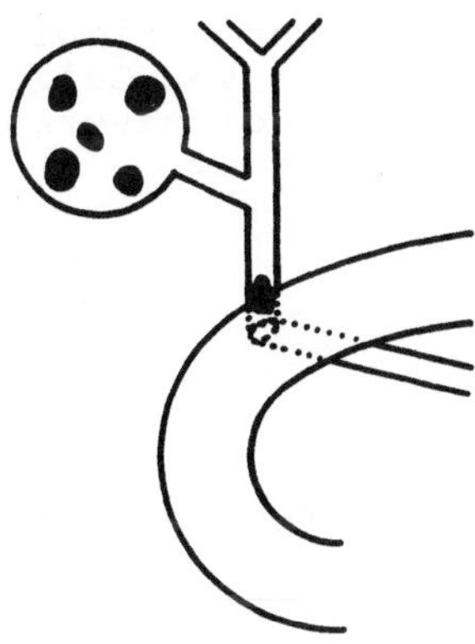

Ductus choledochus und Ductus
pancreaticus münden gemeinsam an
der Papilla Vateri ins Duodenum.
Gerät nun ein Stein in die Nähe
der Papilla Vateri, so kann es
sein, daß der Abfluß aus dem
Ductus pancreaticus blockiert
wird und die Pankreasenzyme zu-
rückgestaut werden. Im Pankreas
führt dies zu einer "Andauung".
Eine akute Pankreatitis entsteht.

Im Ductus choledochus werden
Steine nur selten primär gebildet. Die Choledocholithiasis entsteht in der Regel durch aus der
Gallenblase abgewanderte Steine.

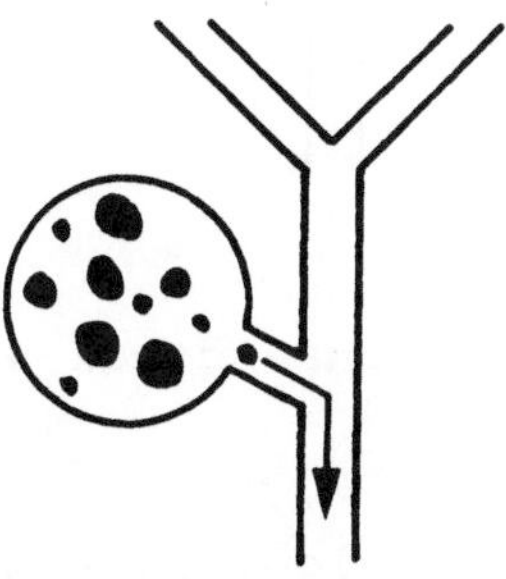

Kleineres Konkrement passiert den
Ductus cysticus

26
Bei Verdacht auf eine Cholelithiasis kann die Diagnose durch
welche beiden Untersuchungsverfahren gestellt werden?

Röntgen und Ultraschall.

27
Genügt es,zur röntgenologischen Darstellung von Gallensteinen eine Abdomenleeraufnahme durchzuführen?

Nein. Es gelingt zwar bei kalziumhaltigen Steinen, die Steine
auf der Abdomenübersichtsaufnahme
darzustellen; zahlreiche Gallenkonkremente sind jedoch nicht
kalziumhaltig. Sie können daher
auf diese Weise röntgenologisch
nicht dargestellt werden (sog.
röntgennegative Steine).

28
Mit welcher Röntgenuntersuchung
können auch die röntgennegativen Steine dargestellt werden?

Mittels Kontrastmittelgabe. Dabei wird das Kontrastmittel entweder oral (sog. orale Galle)
oder i.v. (sog. i.v. Galle) verabreicht.

29
Wann ist eine "i.v. Galle" indiziert?

Bei der "i.v. Galle" wird im Gegensatz zur "oralen Galle" auch
das Gallengangsystem dargestellt.
Bei Verdacht auf Konkremente in
den Gallengängen ist daher die
"i.v. Galle" notwendig.

30
Bei einer "i.v. Galle" stellt
sich folgendes Bild dar:

Negatives Cholezystogramm. Beim
negativen Cholezystogramm stellt
sich die Gallenblase nicht dar.
Nur das Gangsystem ist dargestellt.

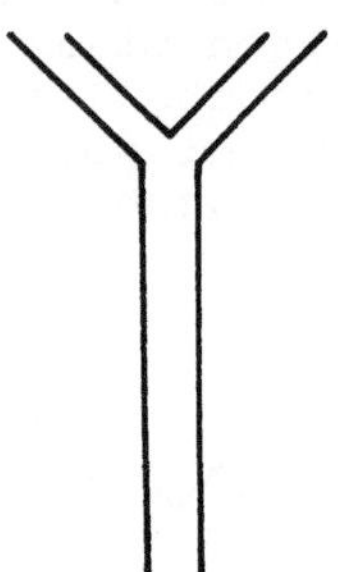

Mit welchem Fachausdruck wird
dies bezeichnet?

31
Welche Schlußfolgerung kann
man aus einem "negativen Cholezystogramm" ziehen?

Bei einem "negativen Cholezystogramm" ist die Gallenblase funktionslos.

32
Kann bei jedem beliebigen Bilirubinwert eine "i.v. Galle" durchgeführt werden?

Nein. Bei einem Bilirubinwert über 5 mg/dl ist die Ausscheidungsfunktion der Leber so schwach, daß es zu keiner nennenswerten Kontrastmittelausscheidung in den Gallengängen kommt.

33
Welche radiologische Möglichkeit der Gallengangsdarstellung besteht bei schweren Leberausscheidungsstörungen (Bilirubin > 5 mg/dl)?

In solchen Fällen kann eine perkutane transhepatische Cholangiographie (PTC) durchgeführt werden. Dabei wird die Leber durch die Haut punktiert und ein intrahepatischer Gallengang direkt aufgesucht, in den das Kontrastmittel injiziert wird.

34
Wann ist eine Operation an der Gallenblase notwendig?

Immer dann, wenn die Cholezystolithiasis Beschwerden verursacht (z.B. Koliken, Druckgefühl im Oberbauch usw.). Ferner bei allen Komplikationen des Steinleidens wie akute und chronische Cholezystitis, Pankreatitis, Gallenblasenperforation und -penetration sowie bei einer Choledocholithiasis.

35
Werden bei einer Cholezystolithiasis nur die Steine in der Gallenblase entfernt?

Nein. Früher wurde zwar die alleinige Steinentfernung bei einer Cholezystolithiasis durchgeführt. Da es dabei jedoch häufig zu einer erneuten Steinbildung kommt, wurde dieses Verfahren verlassen.

36
Nach welchem Prinzip wird heute eine Cholezystolithiasis behandelt?

Bei einer Cholezystolithiasis wird die Gallenblase entfernt. Dabei wird der Ductus cysticus unmittelbar vor seiner Einmündungsstelle in den Ductus choledochus unterbunden.

37
Mit welchem Fachausdruck wird die Entfernung der Gallenblase bezeichnet?

Cholezystektomie.

38
Skizzieren Sie die prinzipielle
Durchführung einer Cholezystek-
tomie!

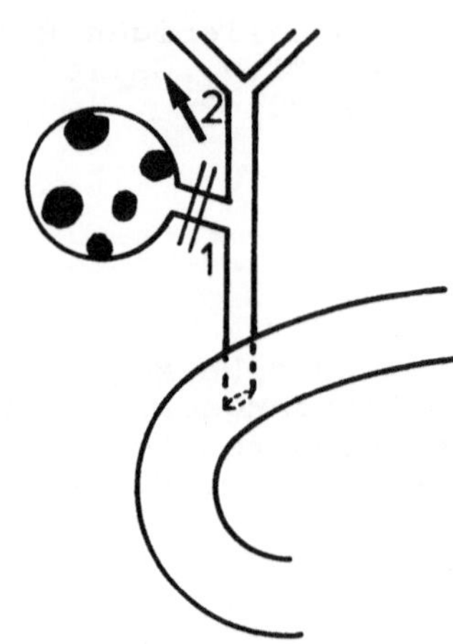

1 Unterbindung des D. cysticus
2 Herauslösen der Gallenblase
   aus dem Leberbett

39
Bei einem 60jährigen Patienten
sind seit Jahren Gallensteine
bekannt. Einige Tage nach einer Kolik bemerkt der Patient,
daß sein Urin dunkelbraun verfärbt ist. Sein Stuhl ist auf-
fallend hell.
Befund: Leichte Gelbfärbung der
Skleren, Erhöhung von Bilirubin
und alkalischer Phosphatase im
Serum. Nur geringe Erhöhung der
Lebertransaminasen.
Welches Krankheitsbild liegt
mit großer Wahrscheinlichkeit
vor?

Ein posthepatischer Ikterus. Bei
einem posthepatischen Ikterus
kommt es zu einer Behinderung des
Gallenflusses ins Duodenum. Hierfür ist häufig ein Konkrement im
Hepaticus oder Choledochus verantwortlich.

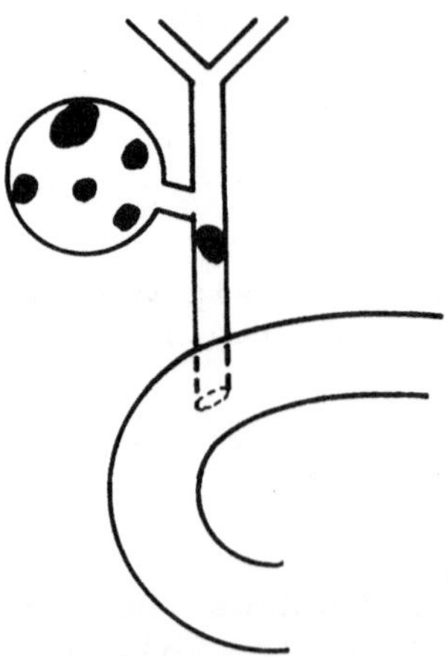

Behinderung des Galleflusses
durch einen Choledochusstein

40
Kommen als Ursache eines post-
hepatischen Ikterus auch andere
Ursachen als ein Steinleiden in
Frage?

Ja. Der Gallefluß kann auch
durch Tumore behindert werden.

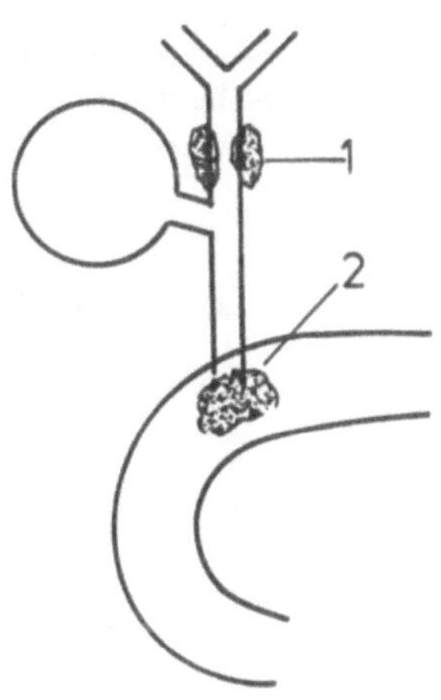

1 Ca. im Ductus hepaticus
2 Ca. an der Papille

41
Die weitaus häufigste Ursache
des posthepatischen Ikterus
sind jedoch Konkremente im
Ductus hepaticus und choledochus. Nach welchen Grundsätzen
wird eine Choledocholithiasis
behandelt?

Bei gleichzeitiger Entfernung
der Gallenblase werden der Ductus
choledochus eröffnet und die vorhandenen Konkremente entfernt.
Bevor der Ductus choledochus
verschlossen wird, wird in ihn
eine T-förmige Drainage (T-Drain)
eingelegt und durch die Bauchdek-
ke ausgeleitet.

42
Wie wird das in Antwort 41 be-
schriebene Op.-Verfahren genannt?

Choledochusrevision mit T-Drai-
nage.

43
Welchen Sinn hat die T-Drai-
nage?

Nach einer Choledochusrevision
kommt es häufig zu einer Schwellung im Bereich der Papilla Vateri, die einige Tage postoperativ anhält. Hierdurch kommt es -
trotz Ausräumung der Konkremente - zu einer Aufstauung der
Galle. Das T-Drain leitet die
aufgestaute Galle nach außen ab.

44
Die weitaus häufigste Erkrankung der Gallenblase und Gallenwege ist die Cholelithiasis.
Im Gegensatz zur Cholelithiasis
ist das Gallenblasenkarzinom
relativ selten. Welche Erkrankung ist jedoch wahrscheinlich
eine Mitursache des Gallenbla-
senkarzinoms?

Die Cholelithiasis. (Daher for-
dern auch einige Chirurgen, daß
jede Cholezystolithiasis - auch
ohne Beschwerden - durch Cholezystektomie behandelt werden
sollte.)

45
Welche Prognose hat das Gallenblasenkarzinom?

Eine äußerst schlechte. Die
5-Jahres-Überlebensrate beträgt
nicht einmal 10%.

46
Welche Symptome verursacht das
Gallenblasenkarzinom?

Das Gallenblasenkarzinom verursacht keinerlei Frühsymptome. Im
Spätstadium kommt es zu einem relativ konstanten Druckgefühl im
rechten Oberbauch, zu Ikterus
und Gewichtsverlust. Heilbar ist
das Gallenblasenkarzinom daher
praktisch nur, wenn es durch Zu-
fall bei einer Cholezystektomie
gefunden wird.

5.5 Appendizitis

1
Ein 10jähriger Junge klagt
seit den Morgenstunden über
"Bauchschmerzen". Auf genaues
Befragen gibt das Kind an, die
Schmerzen hätten um den Nabel
begonnen und seien dann nach
einigen Stunden in den rechten
Unterbauch gewandert. Diese
Anamnese läßt am ehesten an
welche Erkrankung denken?

Akute Appendizitis.
(Selbstverständlich kann allein
aufgrund dieser Vorgeschichte
noch keine Diagnose gestellt werden; die Angabe, daß "Bauchschmerzen" um den Nabel begonnen
haben und sich nach einigen Stunden in den rechten Unterbauch
verlagert haben, ist jedoch so
typisch für eine akute Appendizitis, daß man an diese häufige
Erkrankung zuerst denken sollte.)

1   Ileum
2   Zökum (Blinddarm)
3   Appendix vermiformis (Wurm-
    fortsatz)
4   Bauhin-Klappe
5   Colon ascendens (aufsteigen-
    der Dickdarm).

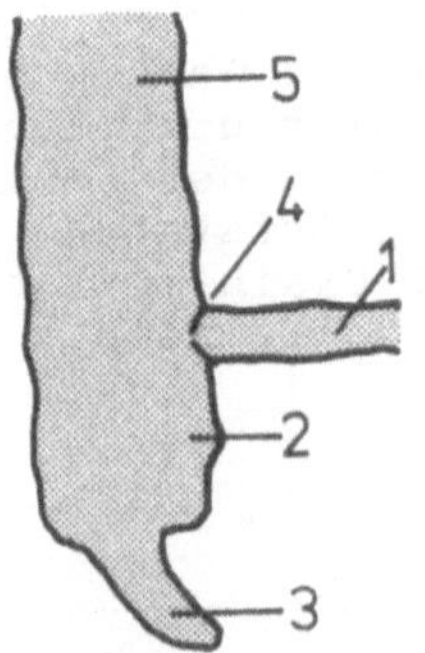

Bezeichnen Sie in obenstehender Skizze die einzelnen Abschnitte!

3
Warum ist das Diagnostizieren einer akuten Appendizitis oft recht schwierig und auch unsicher?

1. Die Lage der Appendix variiert ganz beträchtlich.
2. Zahlreiche Erkrankungen täuschen eine Appendizitis vor.
3. Es gibt kein Symptom, das eine Appendizitis zweifelsfrei beweist.
4. Die Appendizitis kommt in sehr unterschiedlichen Verlaufsformen vor.

4
Bei Verdacht auf eine Appendizitis sollte man nach welchen subjektiven Angaben - neben den in Frage 1 bereits erwähnten - forschen?

Oft ist den Patienten übel, und sie haben auch erbrochen. Häufig wird auch über eine Obstipation berichtet; eine Diarrhöe läßt eher an eine akute Gastroenteritis denken.

5
Hat die entzündete Appendix keine ungewöhnliche Lage, so geben die Patienten bei der Untersuchung des rechten Unterbauches häufig Schmerzen im Bereich des McBurney- und des Lanz-Punktes an. Wo liegen diese Punkte?

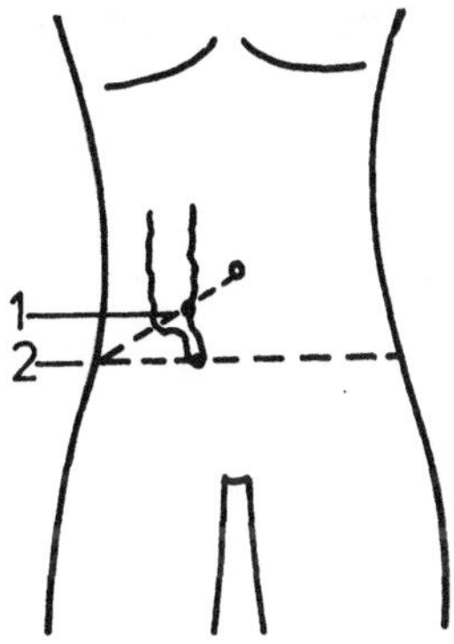

1 McBurney-Punkt.
2 Lanz-Punkt.

6
Wie wird der Loslaßschmerz geprüft?

Der <u>linke</u> Unterbauch wird tief eingedrückt. Dann läßt der Untersucher die Hand plötzlich los. Ist der Loslaßschmerz positiv, so gibt der Patient einen Schmerz an, der vom linken zum rechten Unterbauch ausstrahlt.

7

Neben dem Loslaßschmerz wird auch häufig das Rovsing-Zeichen geprüft. Wie wird diese Prüfung konkret durchgeführt?

Zur Prüfung des Rovsing-Zeichens wird der Dickdarm in Richtung gegen den normalen Stuhlfluß ausgestrichen. Liegt eine akute Appendizitis vor, so gibt der Patient bei dieser Maßnahme Schmerzen im rechten Unterbauch an.

8

Welchen Sinn hat bei Verdacht auf eine Appendizitis die rektale Untersuchung?

Bei normaler Lage der entzündeten Appendix ist der Schmerz im rechten Douglas ausgeprägter als links.

9

Bei einem 12jährigen Jungen findet man einen heftigen Druckschmerz im rechten Unterbauch, einen positiven Loslaßschmerz und ein positives Rovsing-Zeichen. Axillär werden 37,1°C und rektal 38,0°C gemessen. Wie paßt der Temperaturbefund in das klinische Bild?

Dieser Temperaturbefund spricht sehr für eine akute Appendizitis. Bei der akuten Appendizitis ist die Temperatur nur selten 39 oder gar 40°C (Ausnahme: Säuglingsalter oder bereits eingetretene Komplikationen der Appendizitis).
Das entscheidende Kriterium bei der Beurteilung des Temperaturbefundes ist die rektal-axilläre Temperaturdifferenz. Werte über 0,5 oder gar 0,8°C sind ein weiterer Mosaikstein in der Diagnose Appendizitis.

10

Welchen Wert hat die routinemäßige Erhebung des Urinstatus bei Verdacht auf Appendizitis?

Einige der zahlreichen Erkrankungen, die ein appendizitisähnliches Krankheitsbild machen können, sind rechtsseitige Harnleitersteine, Nierenbeckenentzündungen und Blasenentzündungen. Ein hochpathologischer Urinstatus (z.B. massenhaft Erys, Leukos oder Bakterien) läßt den Untersucher zunächst einmal an diese Erkrankungen denken.

11

Nicht wenige Patienten glauben, man könne die Diagnose Appendizitis aufgrund des Blutbildes stellen. Was ist von dieser Meinung zu halten?

Diese Meinung ist (leider) absolut unsinnig. Bei einer akuten Appendizitis findet man zwar häufig die Leukozyten erhöht, dies ist jedoch bei so vielen entzündlichen Erkrankungen der Fall, daß allein schon aus diesem Grund die Wertigkeit dieses Symptoms sehr eingeschränkt ist. Aber auch die fehlende Erhöhung der Leukozyten spricht nicht gegen eine Appendizitis. Die Leu-

kozytenerhöhung kann zeitlich
gegenüber dem klinischen Befund
erheblich verzögert sein.

12
In welchem Alter tritt die Appendizitis besonders gehäuft
auf?

Zwischen dem 10. und 30. Lebens-
jahr. Es muß jedoch erwähnt werden, daß die Appendizitis in jedem Lebensalter vorkommen kann.
Im Säuglings- und Greisenalter
stellt die Appendizitis- wegen
der Schwierigkeit der Diagnosestellung - ein beträchtliches
Problem dar.

13
Welche Ursachen führen zum Auftreten einer akuten Appendizitis?

Die Ätiologie der akuten Appendizitis ist noch nicht in vollem
Umfang geklärt. Man weiß jedoch,
daß bestimmte Ernährungsgewohn-
heiten, wie z.B. zellulosearme
Kost, eine gewisse Rolle spielen.
Ein anderer wichtiger Aspekt in
der Entstehung der akuten Appendizitis ist die Sekretstauung
in der Appendix.

14
Wodurch kann konkret eine Sekretstauung in der Appendix
entstehen?

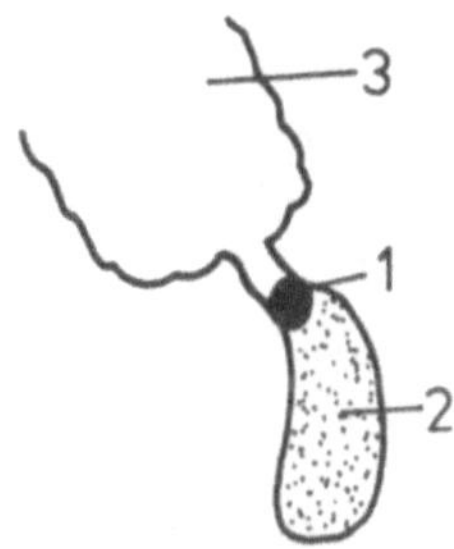

Z.B. durch einen Kotstein ($\underline{1}$) in
der Appendixlichtung. Der Sekret-
stau bewirkt eine Auftreibung im
distalen Appendixbereich ($\underline{2}$).
Hier kann es nun leicht zur un-
gehemmten Bakterienvermehrung
kommen. Das entzündete Sekret
kann dabei nicht zum Zökum ($\underline{3}$)
abfließen.

15
Welche therapeutische Konsequenz sollte stets die Diagnose
akute Appendizitis zur Folge
haben?

Die frühzeitige Entfernung des
entzündeten Wurmfortsatzes.

16
Mit welchem Fachausdruck wird
die Entfernung des Wurmfortsatzes bezeichnet?

Appendektomie.

17
Mit welcher Komplikation der
akuten Appendizitis muß man
rechnen, wenn die Appendektomie
nicht rechtzeitig durchgeführt
wird?

Mit der Perforation der Appendix.

18
Können Sie die Perforation der
Appendix in einer Skizze dar-
stellen?

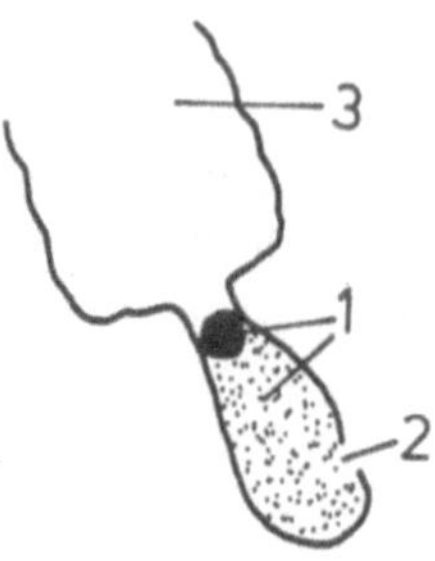

1 Zökum
2 Appendix mit Kotstein
3 Kleine Perforationsöffnung

19
Wie ändert sich die Symptomatik
nach freier Perforation der Appendix?

Die Patienten berichten oft über
eine Änderung im Schmerzcharak-
ter und in der Schmerzlokalisa-
tion. Das Allgemeinbefinden verschlechtert sich erheblich. Fieber und Leukozytose treten auf.
Zusätzlich Anwehrspannung in den
Bauchdecken.

20
Wie wird die freie Perforation
der Appendix behandelt?

Appendektomie und Drainage des
Bauchraumes.

21
Die Perforation der Appendix
kommt in zwei Verlaufsformen
vor:

1. freie Perforation,
2. gedeckte Perforation.

Was versteht man unter der ge-
deckten Perforation?

Kommt es zeitlich etwas verzögert
zum Durchbrechen der Appendix,
so hat der Organismus Zeit, die
Perforationsstelle abzuriegeln.
Die Perforationsstelle wird zu
diesem Zweck mit großem Netz,
Dünn- oder Dickdarm bedeckt.

22
Nach einer gedeckt perforierten Appendizitis kommt es (häufig) zur Ausbildung eines Abs-

Perityphlitischer Abszeß.

zesses hinter oder lateral des
Zökums. Welche Bezeichnung ist
für diese Abszeßbildung gebräuchlich?

23
Neben der häufigen Abszeßbildung hinter und seitlich des
Zökums kann es jedoch im Verlauf einer perforierten Appendizitis auch zu anderen (sel-
teneren) Abszeßlokalisationen
kommen. Können Sie diese Abszeßlokalisationen in einer
Skizze darstellen?

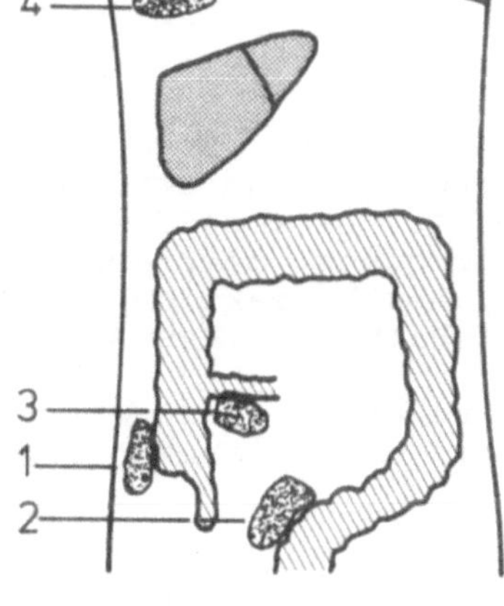

$\underline{1}$ Häufigste Abszeßlokalisation
     dorsolateral des Zökums
$\underline{2}$ Abszeß im kleinen Becken
$\underline{3}$ Abszeß am terminalen Ileum
$\underline{4}$ Subphrenischer Abszeß.

24
Welche klinischen Befunde können bei einer gedeckt perforierten Appendizitis erhoben
werden?

Neben einer Puls- und Temperatur-
erhöhung, sowie einer Leukozytose
findet man eine muskuläre Anwehrspannung im rechten Unterbauch,
wo sich auch ein tumorähnlicher
Tastbefund erheben läßt.

25
Mit welcher schwerwiegenden
Verlaufsform muß auch bei einer
gedeckt perforierten Appendizitis gerechnet werden?

Die Abriegelung der Perforationsstelle durch großes Netz, Darm
usw., kann versagen. Es kommt
dann - wie bei der freien Perforation - zu einem Ergießen von
Eiter in die freie Bauchhöhle
mit anschließender generalisier-
ter Peritonitis.

26
In welchen Lebensabschnitten
kommt es bei der Appendizitis
zu besonderen Verlaufsformen?

1. Im Säuglingsalter (sog. frühkindliche Appendizitis).
2. Während der Schwangerschaft.
3. Im hohen Alter (sog. Alters-
   appendizitis).

27
Worin liegt die diagnostische
Problematik bei einer Alters-
appendizitis?

Das Abdomen ist weich, Temperatur und Puls sind fast normal,
die Schmerzangaben sind diffus.
Diesem scheinbar harmlosen klinischen Befund steht oft ein bereits weit fortgeschrittener Ent-
zündungsprozeß an der Appendix
gegenüber.

28
Bei einem 2jährigen Jungen
wird folgender Befund erhoben:
Rektal 40,5°C, Leukos 27 000,
hohe Pulsfrequenz, mehrfaches
Erbrechen, Abwehrreaktion des
Kindes bei Palpation des Abdo-
mens.
Kann dieser Befund durch eine
Appendizitis hervorgerufen wer-
den?

Ja. Die frühkindliche Appendizitis ist zwar relativ selten, sie
verläuft jedoch - im Gegensatz
zur unkomplizierten Appendizitis
in den übrigen Lebensabschnitten - mit heftigen und über-
schießenden Fieberreaktionen.

29
Es wurde bereits erwähnt, daß
urologische Erkrankungen wie
Pyelitis, Harnleiterstein und
Zystitis eine Appendizitis vortäuschen können. Welche gynäko-
logischen Erkrankungen können
eine Appendizitis vortäuschen?

Adnexitis, Ovarialzyste, Eilei-
terschwangerschaft.

30
Bei einer Appendektomie wird
eine unauffällige nichtentzün-
dete Appendix gefunden. Bei der
Revision des Dünndarmes findet
man etwa 75 cm von der Bauhin-
Klappe entfernt den unten skizzierten Befund. Um was handelt
es sich?

Es handelt sich um ein Meckel-
Divertikel.
Ein Meckel-Divertikel kommt bei
etwa 2% aller Menschen vor. Es
ist ein nicht vollständig rück-
gebildeter Rest des embryonalen
Dottergangs. Ist das Meckel-
Divertikel entzündet, so macht
es praktisch die gleichen Symptome wie eine akute Appendizitis.

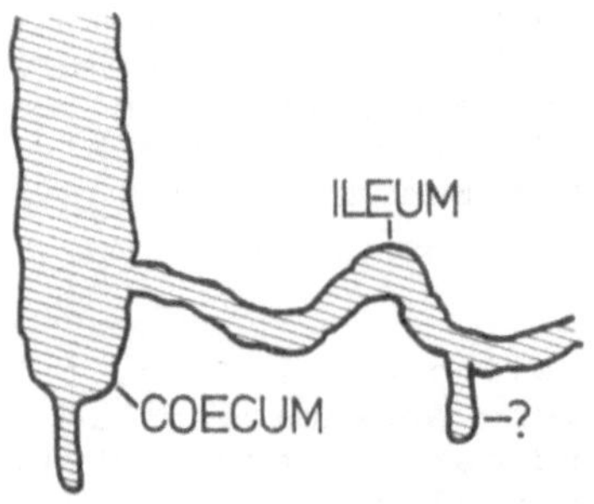

31
Wie wird sich der Chirurg verhalten, wenn er ein Meckel-Divertikel findet, das nicht entzündet ist?

Ein zufällig gefundenes Meckel-
Divertikel muß stets entfernt
werden.
Begründung: Das Meckel-Divertikel ist sehr komplikationsträch-
tig. Es kann sich nicht nur ent-
zünden, sondern auch stark blu-
ten und Ursache eines Ileus sein.

32
Bei einer Appendektomie wird
wiederum eine unauffällige Appendix festgestellt. Bei der
Revision des Dünndarmes findet
man eine wandverdickte, leicht
gerötete terminale Ileumschlin-
ge. Die benachbarten Lymphknoten sind deutlich verdickt. Um
welche Erkrankung handelt es
sich dabei wahrscheinlich?

Um eine Ileitis terminalis (Morbus Crohn).

33
Wie muß sich der Chirurg in
obenbeschriebener Situation
verhalten? Sollte er die unauffällige Appendix entfernen?

Im allgemeinen gilt die Regel:
Wird eine Operation unter der
Verdachtsdiagnose "Appendizitis"
durchgeführt, so soll in jedem
Fall die Appendix entfernt werden.
Bei einer Ileitis terminalis wird
jedoch von dieser Regel abgewi-
chen. Hier wird eine nichtent-
zündete Appendix belassen. Das
Entfernen der Appendix bei Vorhandensein eines Morbus Crohn hat
häufig eine Fistelbildung zur
Folge.

5.6 Darmverschluß

1
Was versteht man unter einem
Darmverschluß?

Ein Darmverschluß ist eine hochgradige Behinderung der normalen
Darmpassage.

2
Mit welchem Fachausdruck wird
der Darmverschluß in der Medi-
zin bezeichnet?

Ileus.

3
Welche zwei verschiedenen
Ileusformen werden unterschie-
den?

1. Mechanischer Ileus.
2. Paralytischer Ileus.

4

Worin liegt der Unterschied zwischen mechanischem und paralytischem Ileus?

Beim <u>mechanischen Ileus</u> wird die Darmpassage durch ein (mechanisches) Hindernis blockiert.
Der <u>paralytische Ileus</u> ist die Folge einer Funktionsstörung der Darmnerven.

5

Wodurch kann der paralytische Ileus entstehen?

1. Toxische Ursachen wie Peritonitis, Urämie, Morphinvergiftung usw.
2. Reflektorische Ursachen wie stumpfes Bauchtrauma, Wirbelfrakturen, schwere Nieren- oder Gallenkoliken, nach großen intraabdominellen Eingriffen usw.

6

Nach welchen Grundsätzen wird der paralytische Ileus behandelt?

Sofern möglich: Beseitigung der Ursache. Das bedeutet z.B. bei einer Peritonitis: Laparotomie (Eröffnung der Bauchhöhle) und Beseitigung der Infektionsquelle. Bei reflektorischer Paralyse: Anregung der Peristaltik durch Hebereinläufe, Gabe von Prostigmin oder dergleichen.

7

In untenstehender Skizze ist ein Darmtumor dargestellt. Zu welcher Ileusform führt dieser Tumor?

Zu einem mechanischen Ileus. (Ein Hindernis - hier Tumor - blockiert die Darmpassage.)

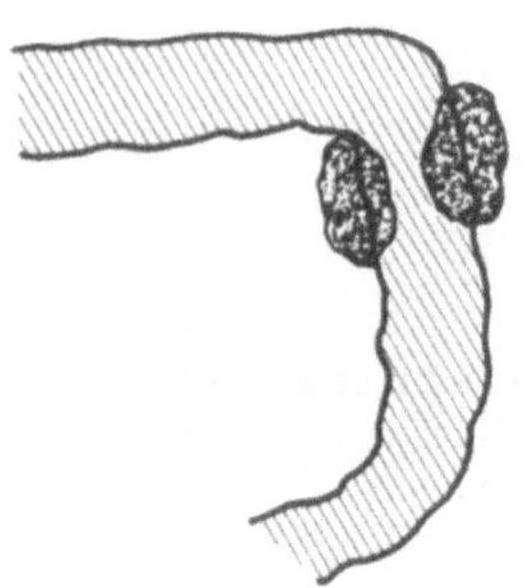

8

Welche beiden Formen des mechanischen Ileus werden unterschieden?

1. Obturationsileus.
2. Strangulationsileus.

9

Sowohl der Obturations- als auch der Strangulationsileus sind Formen des mechanischen Ileus. Worin besteht jedoch der Unterschied?

Beim Obturationsileus kommt es zur Verlegung der Darmpassage, ohne daß die ernährenden Darmgefäße in ihrer Funktion beeinträchtigt werden.
Beim Strangulationsileus kommt es zur Abschnürung der Darmgefäße und damit zu einer Ernährungsstörung der Darmwand.

10

Um welche Form des mechanischen Ileus handelt es sich in untenstehender Skizze?

Um einen Strangulationsileus.
Begründung: Durch die "Abschnürung" des Darmes (1) kommt es auch zu einer Drosselung der Durchblutung (insbesondere der venösen Durchblutung).

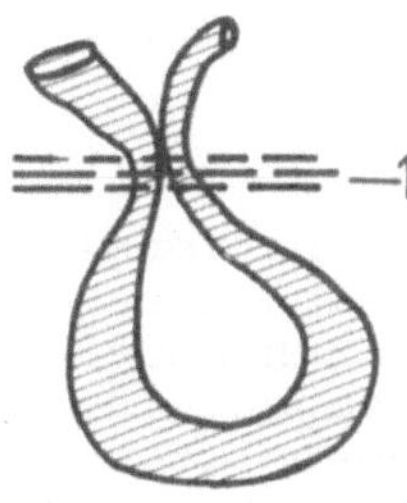

11

Wodurch wird der mechanische Ileus am häufigsten ausgelöst?

Die häufigste Form des mechanischen Ileus ist der Bridenileus. Beim Bridenileus kommt es zwischen einzelnen Darmschlingen zu Verwachsungen (Briden), die das Darmlumen und gelegentlich auch die zuführenden Gefäße komprimieren können.

12

Wie entstehen die Briden?

Die Briden sind Verwachsungsstränge, die zwischen den Darmschlingen nach Operationen, Traumen oder Entzündungen entstehen.

13

Können Sie neben dem Bridenileus noch weitere Ursachen des mechanischen Ileus nennen?

Weitere häufige Ileusursachen sind: eingeklemmte Hernien und Tumore. Wesentlich seltener kommt der mechanische Ileus vor als Folge einer Invagination, eines Volvolus, eines Darminfarktes, von Würmern, verschluckten Fremdkörpern oder unverdaulicher Nahrung.

14

Welche Ursache eines mechanischen Ileus ist in untenstehender Skizze dargestellt?

Ein Volvolus. Beim Volvolus handelt es sich um eine Drehung
eines Darmteiles um die Achse
des Aufhängebandes des Darmes
(Rotation um das Mesenterium).

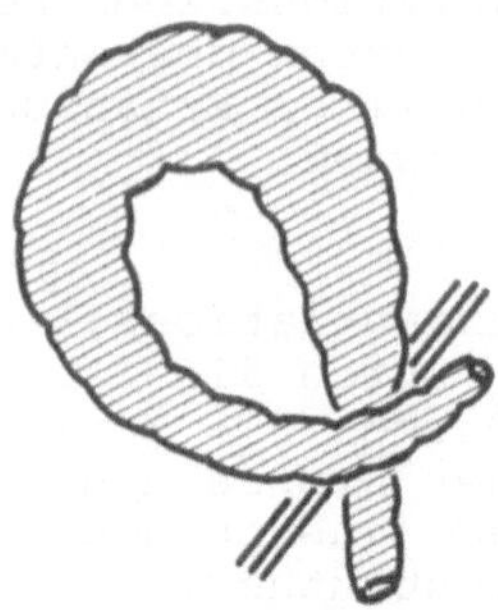

15

In untenstehender Skizze ist
eine weitere Form des mechanischen Ileus dargestellt. Diese
Ileusform kommt am häufigsten
im Bereich der Ileozökalklappe
vor. Um welche Ileusform handelt es sich?

Um einen Invaginationsileus.
Beim Invaginationsileus ist ein
Darmteil in einen anderen Darm-
teil hineingezogen (invaginiert).
Im unten dargestellten Fall ist
Ileum in den aufsteigenden Dick-
darm hineingezogen (<u>1</u>).

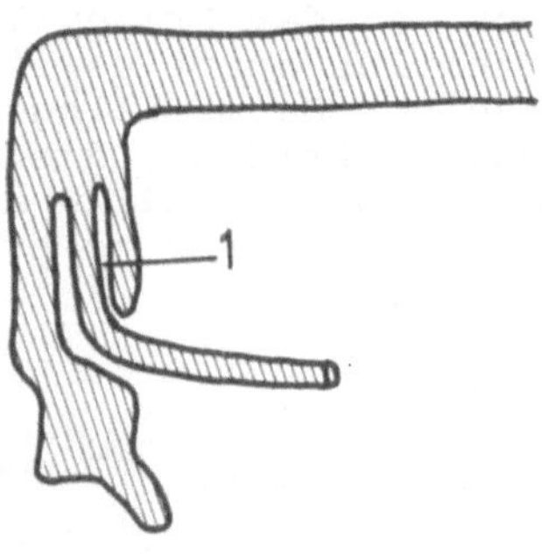

16

Der Invaginationsileus kommt
häufig im Kindesalter vor. Neben dem Invaginationsileus gibt
es - insbesonders im Säuglingsalter - noch zwei weitere
Ileusformen, die bisher noch
nicht erwähnt wurden. Um welche
Ileusformen handelt es sich?

Um den Mekoniumileus und den
Ileus als Folge von Darmatresien.

17
Bei den Darmatresien liegt angeboren ein Verschluß eines Darmabschnittes vor. Was ist jedoch ein Mekoniumileus?

Der Stuhl des Neugeborenen wird als Mekonium bezeichnet. Das neugeborene Kind kann das Mekonium nur absetzen, wenn das Mekonium durch Enzyme des Pankreas "verflüssigt" wird. Bleibt diese "Verflüssigung" infolge eines Mangels an Pankreasenzymen bei einer bestimmten Pankreaserkrankung (Pankreasfibrose) aus, so verschließt das Mekonium den Dünndarm.

18
Welche Symptome kann man bei einem mechanischen Ileus häufig beobachten?

1. Mäßiger Dauerschmerz, der sich oft kolikartig steigert.
2. Erbrechen.
3. Stuhl- und Windverhaltung.
4. Verstärkte Darmperistaltik.

19
Können diese Symptome bei jeder Ileusform in gleicher Ausprägung beobachtet werden?

Nein. Die Ausprägung der einzelnen Symptome hängt sehr stark von dem Ileustyp (Strangulation oder Obturation) und von der Höhe des mechanischen Hindernisses ab.

20
Welchen Einfluß hat die Höhe des mechanischen Hindernisses auf die Symptome Erbrechen sowie Stuhl- und Windverhaltung?

Es gilt die Regel: Je höher das Hindernis, desto ausgeprägter das Erbrechen; je tiefer das Hindernis, desto ausgeprägter die Stuhl- und Windverhaltung.
D.h. beim Dünndarmileus kommt es zu starkem Erbrechen, jedoch kaum zur Stuhl- und Windverhaltung. Beim Dickdarmileus sind die Verhältnisse umgekehrt.

21
Welche Zeichen sprechen im Röntgenbild (Abdomenleeraufnahme) für das Vorliegen eines Ileus?

Man findet überblähte Darmschlingen mit Gas- und Flüssigkeitsspiegeln.

22
Nach welchen Grundsätzen wird der mechanische Ileus therapiert?

Das wichtigste ist die Beseitigung des mechanischen Hindernisses. Das kann bei Vorliegen einer Bride (Verwachsung) recht einfach, bei ausgedehnten Tumoren schwierig oder gar unmöglich sein.

23
Kann die Resektion eines Darmteiles bei einer Ileusoperation
erforderlich werden?

Ja, zwei Gründe machen dies häufig erforderlich:

1. tumortragender Darmabschnitt,
   der entfernt werden muß,
2. gangränoser Darm bei Strangulationsileus.

24
Wann wird die Anlage eines Anus
praeter bei einer Ileusoperation erforderlich?

Z.B. bei nichtoperablen Tumoren
im Kolon, wenn im Ileus keine
Anastomose angefertigt werden
kann, wird der Anus praeter zunächst einmal zur Beseitigung
des Ileus angelegt, bis dann in
einer zweiten Operation die defi-
nitive Versorgung erfolgen kann.

5.7 Gastrointestinale Blutung

1
Welche Symptome weisen allein
oder in Kombination miteinander
auf eine Blutung im Bereich des
Magen-Darm-Traktes hin?

1. Bluterbrechen.
2. Blut im Stuhl (Teerstuhl).
3. Hypovolämischer Schock (ohne
   vorausgegangenes Trauma).
4. Hämoglobin- und Hämatokrit-
   abfall.

2
Die Blutungsursachen für die
gastrointestinalen Blutungen
sind sehr mannigfaltig. Im
Prinzip kann man jedoch drei
verschiedene Blutungsursachen
unterscheiden. Um welche handelt es sich dabei?

1. Blutungen aus örtlich begrenzten Magen-Darm-Erkrankungen.
2. Blutungen aus Organen oder Gefäßen, die dem Magen-Darm be-
   nachbart sind und die in den
   Magen-Darm-Trakt einbrechen
   können (z.B. Aortenaneurys-
   men).
3. Blutung aus gesunder Magen-
   Darm-Schleimhaut bei verstärkter Blutungsneigung.

3
Können Sie den Punkt 3 - Blutungen bei verstärkter Blutungsneigung - durch Nennung
einiger Beispiele konkretisie-
ren?

Blutungen aus primär gesundem
Magen-Darm-Trakt z.B. bei:
Bluterkrankheit (Hämophilie),
Überdosierung von Marcumar, He-
parin oder Streptokinase, Throm-
bozytenmangel usw.

4
In welchen Abschnitten des Magen-Darm-Traktes sind die meisten gastrointestinalen Blutungen lokalisiert?

In mehr als 80% aller Fälle fin-
det man die gastrointestinale
Blutung im Ösophagus, Magen oder
Duodenum lokalisiert.

5

Welche Erkrankung verursacht im Magen und Duodenum am häufigsten eine Blutung?

Das Ulcus ventriculi bzw. das Ulcus duodeni.

6

Welche klinischen Symptome lassen auf eine gastrointestinale Blutung schließen?

Die Kardinalsymptome der gastrointestinalen Blutung sind das Bluterbrechen und Blut im Stuhl. Bei chronischen Blutungen fällt jedoch häufig nur eine Anämie bei den Betroffenen auf.

7

Bei Blutungen aus den unteren Kolonabschnitten ist das Blut im Stuhl leicht zu erkennen. Kommt es jedoch z.B. infolge eines Ulcus duodeni zu einer Blutung im oberen Verdauungstrakt, so ist das Blut als Beimischung zum Stuhl nicht mehr so ohne weiteres zu erkennen. Wie kann man dennoch das Blut im Stuhl nachweisen?

Bei Blutungen aus dem oberen Verdauungstrakt beobachtet man schwarzen Stuhl (Teerstuhl). Führt man bei einem solchen Stuhl einen Haemoccult-Test durch, so kann man das Blut recht sicher nachweisen.

8

Wovon ist es abhängig, ob ein Patient Blut erbricht oder Blut im Stuhl hat?

Es gilt die _Faustregel_: Liegt die Blutungsquelle oberhalb des Pylorus → Bluterbrechen; liegt sie unterhalb des Pylorus → Blut im Stuhl.

9

Es wurde bereits erwähnt, daß die Blutungsquelle am häufigsten im Bereich von Ösophagus, Magen und Duodenum lokalisiert ist. Welche spezielle Erkrankung führt denn im Bereich des Ösophagus häufig zu sehr heftigen Blutungen?

Ösophagusvarizen.
Beachten Sie: Die Blutung aus Ösophagusvarizen ist nach der Ulkusblutung die häufigste Blutungsursache bei gastrointestinaler Blutung.

10

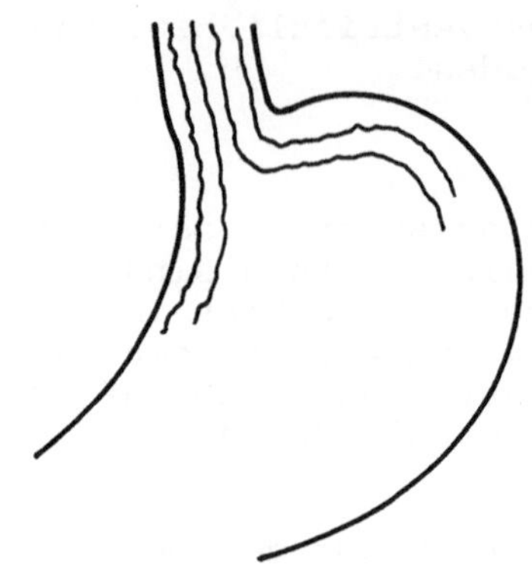

In obenstehender Skizze sehen
Sie Ösophagusvarizen dargestellt. Was fällt Ihnen jedoch
bei genauer Betrachtung der
Skizze auf?

Die Varizen sind nicht nur auf
den Ösophagus begrenzt, sondern
man findet sie auch im Bereich
des Magenfundus.

11
Aufgrund welcher krankhaften
Veränderungen entstehen Ösopha-
gusvarizen?

Die Ursache der Ösophagusvarizen
ist ein erhöhter Druck in der
Pfortader (sog. portale Hypertension).

12

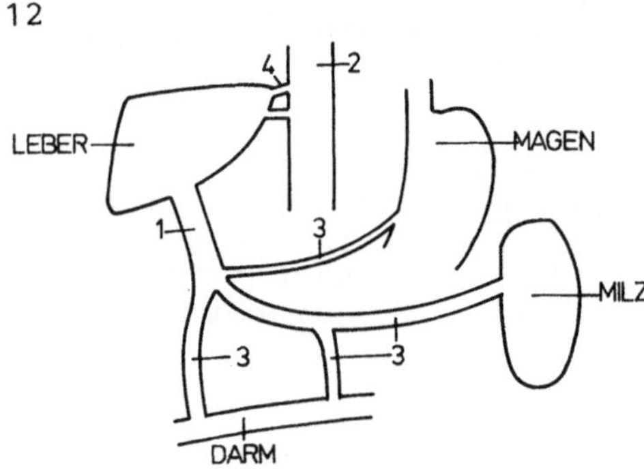

1 Pfortader (V. portae)
2 Untere Hohlvene
3 Venen von Dünn- und Dickdarm, Milz, Magen und unte-
   rem Ösophagus
4 Lebervenen.

Das venöse Blut aus Magen, Milz
und Darm fließt nicht sofort zur
unteren Hohlvene ($\underline{2}$), sondern
wird zunächst über die Pfortader
($\underline{1}$) zur Leber geleitet. In der
Leber werden die einzelnen Nähr-
stoffe weiter verarbeitet. Das
venöse Blut aus der Leber sammelt
sich erneut und fließt über die
Lebervenen ($\underline{4}$) zur unteren Hohlvene ($\underline{2}$).

13
Zu welchen Folgen kommt es,
wenn sich im Bereich der Pfortader - Leber - Lebervenen eine
Blockade des Blutflusses aus-
bildet?

Zunächst steigt der Druck im
Pfortadersystem an. Man spricht
von portaler Hypertension.
Da infolge der Blockade ein erheblicher Teil des Blutes seinen
normalen Weg durch die Leber zur

unteren Hohlvene nicht mehr nehmen kann, sucht sich dieses Blut einen neuen Weg zur unteren Hohlvene (V. cava inferior).

14

Dieser neue Weg des Blutes von den Milz- und Darmvenen zur unteren Hohlvene bei portaler Hypertension verläuft über bereits anatomisch vorgebildete Kollateralvenen, von denen es mehrere gibt. Welches Kollateralvenensystem hat klinisch die größte Bedeutung?

Die Kollateralvenen im Bereich des unteren Ösophagus. Dabei strömt das Blut aus den Magen- und Milzvenen in die Venen des unteren Ösophagus. Von dort wird es weitergeleitet über intrathorakal verlaufende Venen (V. azygos) zur Hohlvene.

15

Welche Veränderungen erleiden die Ösophagusvenen, wenn sie als Kollateralvenen bei portaler Hypertension dienen?

Aus den Ösophagusvenen entstehen Ösophagusvarizen.

16

Die Blockade des Pfortadersystems kann an drei verschiedenen Stellen lokalisiert sein. An welchen?

1. Prähepatischer Block.
2. Intrahepatischer Block.
3. Posthepatischer Block.

17

Wodurch entsteht ein prähepatischer Block?

Z.B. durch eine Thrombose der Pfortader.

18

Die häufigste Blockade im Pfortadersystem ist der in der Leber (intrahepatisch) gelegene Block. Durch welche häufige Lebererkrankung wird er verursacht?

Leberzirrhose.

19

Wie kann ein posthepatischer Block entstehen?

Z.B. durch eine Thrombose der Lebervenen (Budd-Chiari-Syndrom).

20

Es wurde bereits erwähnt, daß es bei portaler Hypertension zur Ausbildung von Kollateralkreisläufen - vor allen Dingen über die Ösophagusvenen - zur V. cava kommt. Welche klinische Bedeutung haben die Ösophagusvarizen?

Sie können Ursache einer schwerwiegenden Blutung im oberen Intestinaltrakt sein.

21
Eine der Sofortmaßnahmen bei
einer Ösophagusvarizenblutung
ist die Einlage einer Sengstaken-Blakemore-Sonde. Können
Sie das Prinzip der Behandlung
mittels Sengstaken-Blakemore-
Sonde skizzieren?

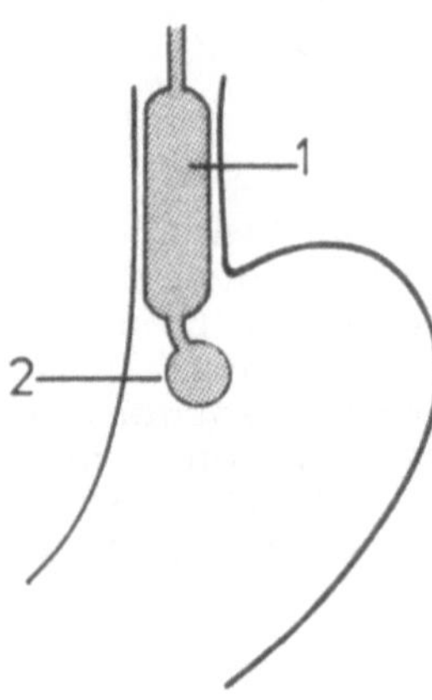

Die Sengstaken-Blakemore-Sonde
besteht aus zwei aufgeblasenen
Ballons. Dabei wird der Ballon
($\underline{1}$) so plaziert, daß er im aufgeblasenen Zustand die Varizen
im unteren Ösophagus komprimiert.
Der Ballon ($\underline{2}$) - hier nicht aufgeblasen - komprimiert die Fun-
dusvarizen.

22
Welche weiteren (operativen)
Möglichkeiten können eingesetzt
werden, um die Gefahr einer
Ösophagusvarizenblutung zu ver-
mindern?

1. Die Sklerosierung der Ösophagusvarizen.
2. Der portokavale Shunt (mit
   seinen Varianten).

23
Worauf beruht das Prinzip der
Sklerosierung der Ösophagusva-
rizen?

Die unter der Ösophagusschleimhaut verlaufenden Varizen werden
von einer sklerosierenden ("ver-
narbenden") Lösung umspritzt.

24
In untenstehender Skizze ist
eine Möglichkeit einer portokavalen Anastomose dargestellt.
Erläutern Sie anhand dieser
Skizze das Prinzip des portokavalen Shunts!

Der Sinn des portokavalen Shunts
besteht darin, den erhöhten Druck
im Pfortadersystem zu senken.
Zu diesem Zweck wird operativ
eine Verbindung zwischen Pfortadersystem und Kavasystem geschaffen (z.B. durch Seit-zu-
Seit-Anastomose zwischen unterer
Hohlvene und Pfortader).
Durch die dadurch geschaffene
Drucksenkung im Pfortadersystem
werden die Kollateralsysteme
(z.B. Ösophagusvenen) vermindert
durchflossen, und die Gefahr der
Ösophagusvarizenblutung nimmt ab.

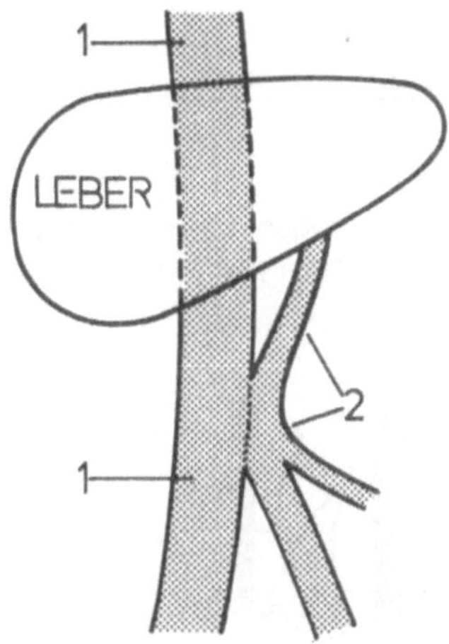

<u>1</u>   Untere Hohlvene (V. cava in-
    ferior)
<u>2</u>   Pfortader (V. portae).

25
Mit welchen typischen Komplikationen muß nach Anlage eines
portokavalen Shunts gerechnet
werden?

Mit einer Thrombose im Bereich
der Anastomose und einer Eiweiß-
intoxikation des Gehirns (Enze-
phalopathie).

26
Mit welchen diätetischen Maßnahmen kann der Enzephalopa-
thie in gewissem Umfang vorge-
beugt werden?

Durch eine proteinarme Diät.

27
Die beiden häufigsten Erkrankungen (Ulkus und Ösophagusvarizen), die im oberen Verdauungstrakt zu Blutungen führen,
haben Sie nun kennengelernt.
Welche anderen Erkrankungen
führen im oberen Verdauungstrakt ebenfalls zu Blutungen?

- Erosive Gastritis,
- benigne und maligne Tumore,
- Mallory-Weiss-Syndrom.

28
Was versteht man unter dem
Mallory-Weiss-Syndrom?

Das Mallory-Weiss-Syndrom ist ein
(oft blutender) Längseinriß der
Schleimhaut im Ösophagus oder der
Kardia. Dieser Längseinriß wird -
insbesondere bei alkoholischer
Ösophagitis - durch Erbrechen
hervorgerufen.

29
Welche Erkrankungen führen im
Bereich von Dünn- und Dickdarm
oft zu Blutungen?

- Benigne oder maligne Tumore,
- Divertikel,
- Colitis ulcerosa,
- Morbus Crohn,
- Hämorrhoiden.

6 Traumatologie

6.1 Allgemeine Frakturlehre (Frakturen und Luxationen)

1
Was versteht man unter einer Fraktur?

Eine Fraktur (Knochenbruch) ist eine Zusammenhangstrennung des Knochens.

2
Welche Teile des Knochens sind bei einer "gewöhnlichen" Fraktur durchtrennt?

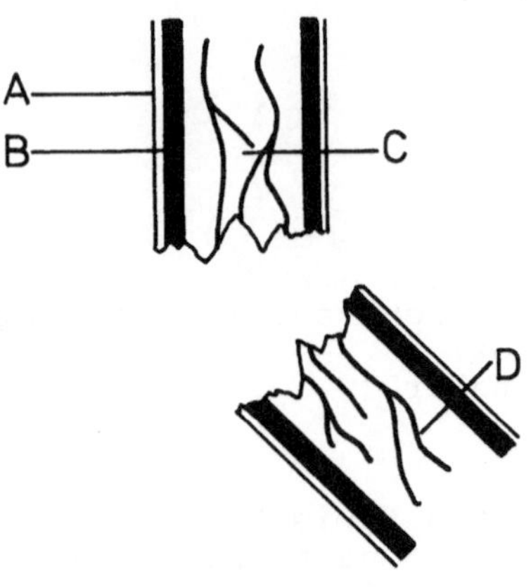

A Periost
B Kompakta
C Markhöhle
D Gefäße

3
Neben einer "gewöhnlichen" Fraktur, die nach einem entsprechenden Unfallereignis auftritt und bei der Periost, Kompakta (Kortikalis), Markhöhle und Gefäße des Knochens verletzt sind, gibt es welche Fraktursonderformen?

- Grünholzfrakturen.
- Spontanfrakturen.
- Fissuren.

4

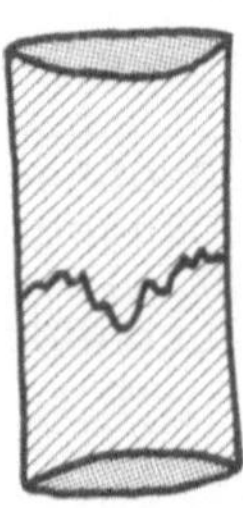

Um welchen Frakturtyp handelt es sich in der obenstehenden Skizze? Worin besteht die Besonderheit dieses Frakturtyps?

Es handelt sich um eine Grünholzfraktur. Die Grünholzfraktur ist eine Fraktur eines Röhrenknochens, bei der das Periost (Knochenhaut) erhalten bleibt. Die Grünholzfrakturen kommen praktisch nur im Kindesalter vor.

5
Welche andere Bezeichnung ist
für die Spontanfrakturen noch
gebräuchlich?

Pathologische Frakturen.

6
Was sind Spontan- oder pathologische Frakturen?

Spontanfrakturen sind Frakturen,
die ohne ein geeignetes Trauma
entstehen. Voraussetzung für eine
Spontanfraktur ist eine Erkrankung des Knochens.

7
Welche Erkrankungen führen häufig zu Spontanfrakturen?

- Knochentumoren,
- Knochenmetastasen,
- Osteoporose.

8
Welche Primärtumoren metastasieren gehäuft in das Skelett?

- Prostata-Ca.,
- Hypernephrom,
- Bronchial-Ca.,
- Mamma-Ca.,
- Schilddrüsen-Ca.

9
Mit welchen allgemeinen Komplikationen muß bei einer Fraktur
gerechnet werden?

a) Hypovolämischer Schock (Folge
   eines oft beträchtlichen Blutverlustes)
b) Fettembolie
c) Thromboembolie
d) Pneumonien und Dekubitus (insbesondere bei älteren immobilen Patienten).

10
Neben den allgemeinen Komplikationen einer Fraktur gibt es
auch eine ganze Reihe von lokalen Komplikationen. Welche
lokale Komplikation einer Fraktur ist in untenstehender Skizze dargestellt?

Eine offene Fraktur. Das entscheidende Kriterium einer offenen Fraktur - die laienhafte Bezeichnung lautet "komplizierter
Bruch" - ist die Verbindung der
Fraktur mit der Außenwelt.

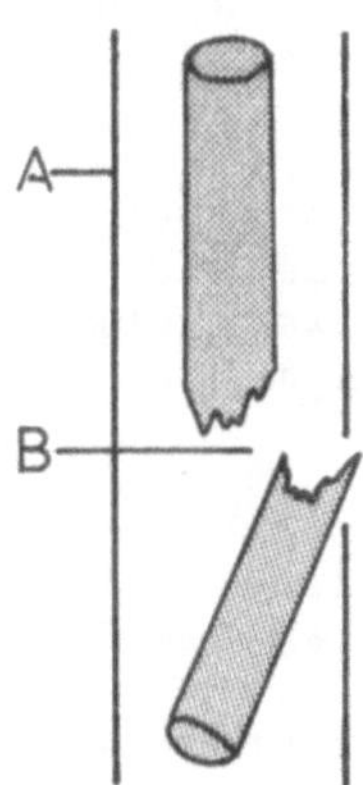

A   Haut
B   Frakturierter Röhrenknochen.

11
Die offenen Frakturen werden
in drei Grade eingeteilt. Was
versteht man unter einer offenen Fraktur I. Grades?

I-gradig offene Fraktur = Durchspießung der Haut von <u>innen</u> nach
<u>außen</u> durch ein scharfkantiges
Knochenfragment.

12
Was versteht man unter II- und
III-gradig offenen Frakturen?

Eine <u>direkt</u> von <u>außen</u> auf den
Knochen einwirkende Gewalt (z.B.
Stoßstange eines Autos auf den
Unterschenkel) verletzt die
Weichteile über dem Knochen und
führt zum Knochenbruch (II-gradig offene Fraktur).
Bei der III-gradig offenen Fraktur liegen darüber hinaus noch
schwerere Verletzungen von Muskeln, Sehnen, Nerven und Gefäßen
vor.

13
Weshalb sind die offenen Frakturen besonders gefürchtet?

Wegen der Infektionsgefahr. Bei
einer offenen Fraktur dringen
durch den verletzten Weichteilmantel Keime in den Bereich der
Fraktur vor.

14
Nach welchen Grundsätzen muß
bei einer offenen Fraktur
"Erste Hilfe" geleistet werden?

Das A und O einer korrekten
Ersten Hilfe bei einer offenen
Fraktur ist es <u>zu verhindern,</u>
<u>daß pathogene Keime in die Wunde</u>
<u>eindringen</u>. Hierzu wird am Unfallort die Wunde steril abgedeckt und die verletzte Extremität soweit wie möglich für den
Transport geschient. Am Unfallort wie in der Notaufnahme gilt:
<u>Keine Manipulationen in oder an</u>
<u>der Wunde!</u> (Die endgültige Versorgung der offenen Fraktur erfolgt unter hochaseptischen Bedingungen im Op.)

15
Bei der Diagnose eines Knochenbruches werden sichere und unsichere Frakturzeichen unterschieden. Welche <u>sicheren Frak</u>
<u>turzeichen</u> kennen Sie?

a) Achsenfehlstellung
b) Knochenreiben (Crepitatio)
c) Abnorme Beweglichkeit
d) Knochenfragmente in offenen
   Wunden.

16
Welche Symptome können auf eine
Fraktur hinweisen, sind jedoch
nicht beweisend für eine Fraktur, da sie auch bei einer alleinigen Weichteilverletzung
auftreten können? (Sog. <u>unsi</u>
<u>chere Frakturzeichen.</u>)

a) Hämatombedingte Schwellung
b) Schmerzen an der Verletzungsstelle
c) Eingeschränkte Beweglichkeit
   (Functio laesa).

17
Welche drei verschiedenen Verfahren kommen zur Behandlung
einer Fraktur in Betracht?

Die funktionelle, die konservative und die operative Frakturbehandlung.

18
Was versteht man unter einer
funktionellen Frakturbehandlung?

Voraussetzung für eine funktionelle Frakturbehandlung ist, daß
die Bruchstücke durch Einstau-
chung oder Einkeilung stabil
sind. Dann kann auf einen fixie-
renden Verband verzichtet werden
und die Patienten können die verletzte Stelle frühzeitig aktiv
bewegen.

19
Nennen Sie einige Frakturen,
die sich funktionell behandeln
lassen?

Schenkelhalsfraktur vom Abduk-
tionstyp. Subkapitale Humerus-
fraktur, isolierte Wadenbeinfraktur, die durch ein Direkttrauma
entstanden ist.

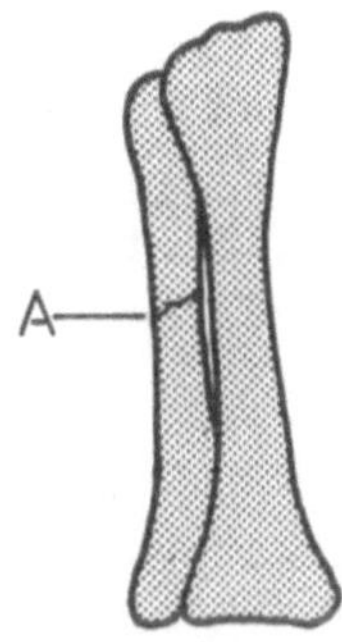

Isolierte Wadenbeinfraktur (A) -
z.B. entstanden durch einen Tritt
beim Fußballspielen.
Hier ist eine funktionelle Behandlung möglich, da die Bruchstücke stabil ineinanderhaken.

20

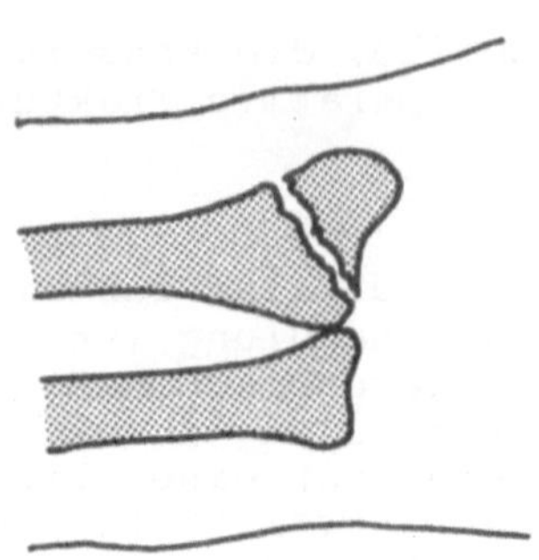

In obenstehender Skizze ist
eine der häufigsten Frakturen
überhaupt dargestellt. Um
welche Fraktur handelt es sich?

Um eine dislozierte Radiusfraktur. (Frakturen, bei denen die
Bruchstücke gegeneinander verschoben sind, werden dislozierte
Frakturen genannt.)

21
Welche therapeutische Maßnahme
ist notwendig, um die Dislokation ("die Verschiebung") der
Fraktur auszugleichen?

Die Reposition. Viele Frakturen,
deren Bruchstücke eine Verschiebung (Dislokation) erlitten haben, bedürfen der Einrichtung
(Reposition),

22
Wie wird eine Reposition prinzipiell durchgeführt?

Nach Schmerzausschaltung wird
durch Zug und Gegenzug (sowie
evtl. auch durch Druck) das periphere Fragment auf das zentrale
gestellt.

23
Aus welchen drei prinzipiellen
Behandlungsschritten besteht
die konservative Frakturtherapie?

- Reposition (nur bei dislozier-
  ten Frakturen erforderlich),
- Ruhigstellung,
- Rehabilitation.

24
Wie wird die Ruhigstellung
prinzipiell erreicht?

Im Gipsverband oder im Streckver-
band (Extension).

25
Gelingt es, die Bruchstücke
miteinander in Kontakt zu bringen und besteht kein wesentlicher Achsen- oder Drehfehler,
so kann die Fraktur im Gipsverband ruhiggestellt werden. Welche Bedingung muß der Gipsverband erfüllen, damit es wirklich zu einer exakten Ruhigstellung der Fraktur kommt?

Der Gipsverband muß die beiden
der Fraktur benachbarten Gelenke
ruhigstellen.

26
Worauf muß unbedingt geachtet werden, wenn bei einer frischen Fraktur ein zirkulärer Gipsverband angelegt wird?

Ein zirkulärer Gipsverband muß der Länge nach <u>vollständig</u> aufgeschnitten werden.

27
Mit welcher Komplikation muß gerechnet werden, wenn ein zirkulärer Gipsverband nicht der Länge nach vollständig gespalten wird?

Mit einer ischämischen Kontraktur (Volkmann-Kontraktur). Die Ursache der ischämischen Kontraktur ist eine über längere Zeit bestehende Ernährungsstörung der Muskulatur, wie sie durch Kompression der Blutgefäße bei zu engem Gips vorkommt.

28
Was versteht man unter einem Tibialis-anterior-Syndrom?

Das Tibialis-anterior-Syndrom ist eine Sonderform der ischämischen Kontraktur am Unterschenkel.
Die Muskeln des Unterschenkels (z.B. M. tibialis anterior) sind von einer straffen Faszie umschlossen. Nach einer Fraktur kann es zu einer starken Hämatombildung innerhalb einer solchen Faszie kommen. Die Folge ist eine Drosselung der Muskeldurchblutung.

29
Wie erkennt man ein Tibialis-anterior-Syndrom?

Der Unterschenkel ist prall gespannt, die Großzehe kann nicht angehoben werden; im Bereich der 1. und 2. Zehe bestehen Sensibilitätsstörungen.

30
Wie wird das Tibialis-anterior-Syndrom behandelt?

Die Faszie der ventralen Unterschenkelmuskulatur muß <u>sofort</u> in voller Länge gespalten werden. Das Hämatom kann sich nun entleeren. Die Faszie wird offen gelassen und nur die Haut vernäht.

31
Warum muß vor Anlegen des eigentlichen Gipsverbandes eine gute Polsterung der vorspringenden Knochenpartien erfolgen?

Hierdurch wird verhindert, daß es an diesen Stellen zu Druckulzera kommt.

32
Wie muß man sich verhalten,
wenn ein Patient über Schmerzen
im Gipsverband klagt?

Die Beschwerden müssen stets
ernstgenommen werden. Keinesfalls
darf dem Patient leichtfertig ein
Schmerzmittel gegeben werden.
Stets muß der Gipsverband kontrolliert, evtl. sogar entfernt
und erneuert werden.

33
Die Dauer der knöchernen Heilung ist für die einzelnen Knochen und Frakturformen naturge-
mäß sehr unterschiedlich. Im
Einzelfall muß der Heilungsver-
lauf anhand des Röntgenbildes
kontrolliert werden. Die unge-
fähre Heilungsdauer der häufigsten Frakturen sollte man
jedoch kennen.
Wie lange heilt die

a) distale Radiusfraktur
b) Kahnbeinfraktur
c) Oberarmfraktur
d) Beckenfraktur
e) Schenkelhalsfraktur
f) Oberschenkelfraktur
g) Patellafraktur
h) Unterschenkelfraktur
i) Sprunggelenksfraktur
j) Fersenbeinfraktur?

a) 4-6 Wochen
b) 12 Wochen
c) 6-8 Wochen
d) 12 Wochen
e) 12 Wochen
f) 12 Wochen
g) 8-10 Wochen
h) 10 Wochen
i) 8 Wochen
j) 12 Wochen.

34
Worin bestehen die Vorteile der
konservativen Frakturbehandlung?

Die Fraktur bleibt geschlossen.
Dadurch besteht praktisch keine
Infektionsgefahr.

35
Worin liegen die Nachteile der
konservativen Frakturtherapie?

Eine exakte anatomische Reposition ist häufig nicht möglich.
Daraus resultieren Fehlstellungen
und Verkürzungen. Bei bestimmten
Frakturen kommt es häufig zu
Pseudarthrosen.
Wegen der oft langen Immobilisierung muß mit dem Auftreten
von Einsteifungen in benachbarten
Gelenken und mit dem Auftreten
eines Morbus Sudeck gerechnet
werden.

36
Bis auf wenige Ausnahmen werden alle Frakturen im Kindesalter konservativ behandelt.
Warum?

Im Kindesalter ist die Fraktur-
krankheit (Atrophie der Muskulatur, Einsteifung der Gelenke)
praktisch unbekannt. Außerdem
vermag der kindliche Knochen
selbst erhebliche Achsenfehlstel-
lungen auszugleichen.

37
Auch wenn die operative Behandlung eines kindlichen Knochenbruchs die Ausnahme darstellt, so ist sie dennoch bei einigen Frakturformen unerläßlich. Um welche Frakturen handelt es sich dabei?

- Schenkelhalsfrakturen,
- II- und III-gradig offene Frakturen,
- Frakturen, die durch die Wachstumsfuge laufen,
- Frakturen, die nicht reponiert werden können,
- Pseudarthrosen.

38
Mit welchem Fachausdruck wird die operative Knochenbruchbehandlung bezeichnet?

Osteosynthese.

39
Häufig spricht man von einer Osteosynthese nach AO. Was ist mit der Abkürzung AO gemeint?

AO bedeutet "Arbeitsgemeinschaft für Osteosynthesefragen".

40
Welche Ziele werden bei einer Osteosynthese angestrebt?

Das Ziel einer Osteosynthese besteht darin, die Fraktur so zu stabilisieren, daß postoperativ eine Übungsbehandlung der verletzten Extremität durchgeführt werden kann. Dies ist die beste Vorbeugung für Thrombosen, Muskelatrophien und Gelenkeinsteifungen.

41
Worin bestehen die Gefahren und Nachteile einer Osteosynthese?

a) Die wohl schwerwiegendste Komplikation einer Osteosynthese ist die Knocheninfektion (Osteitis).
b) Nach knöcherner Ausheilung der Fraktur muß in der Regel das Metallimplantat entfernt werden.

42
Mit welchen Mitteln gelingt es, die Übungsstabilität einer Fraktur zu erreichen?

Hierfür stehen im Prinzip vier Möglichkeiten (die auch in Kombination angewandt werden) zur Verfügung:

a) Schrauben
b) Platten
c) Zuggurtung mittels Drähten
d) Marknagel.

43
Ist nach Durchführung einer übungsstabilen Osteosynthese die Anlage eines Gipsverbandes erforderlich?

Nein. Übungsstabile Osteosynthese bedeutet ja gerade, daß die Fraktur ohne Gips stabil ist und die Beweglichkeit der benachbarten Gelenke daher sofort möglich ist.

44
Um welches Osteosyntheseverfahren handelt es sich in untenstehender Skizze?

Marknagelung.

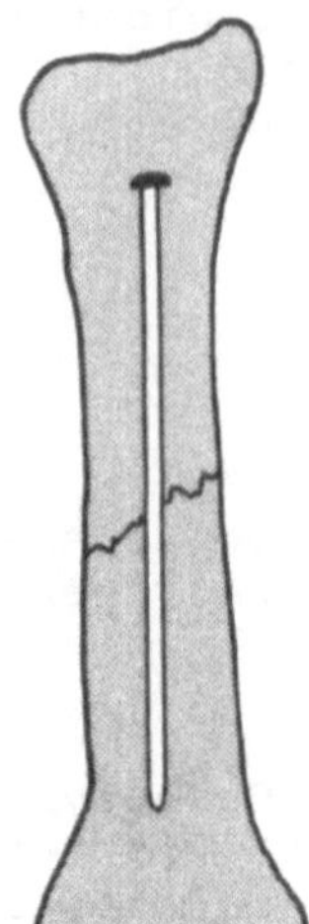

45

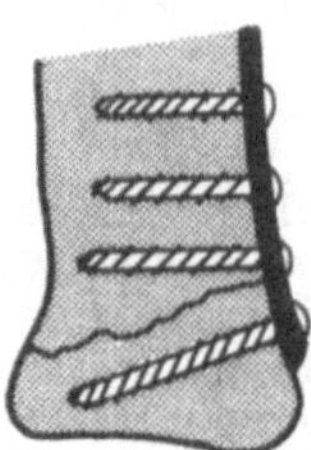

Um eine Plattenosteosynthese.

Um welches Osteosyntheseverfahren handelt es sich in obenstehender Skizze?

46
Was versteht man unter einer Pseudarthrose?

Pseudarthrose bedeutet wörtlich "Falschgelenk". Eine Pseudarthrose entsteht, wenn im Bereich einer Fraktur die Bruchheilung ausbleibt.

47
Eine Pseudarthrose entsteht also, wenn die normale Bruchheilung ausbleibt. Welche Voraussetzungen müssen denn erfüllt sein, damit eine normale Bruchheilung stattfinden kann?

1. Eine Fraktur muß exakt und ununterbrochen ruhiggestellt sein.
2. Die Blutversorgung der Bruchstücke muß gewährleistet sein.
3. Die Bruchstücke müssen in engem Kontakt stehen.

48
Welche beiden Pseudarthrosen-
formen werden unterschieden?

1. Vitale Pseudarthrose.
2. Avitale Pseudarthrose.

49

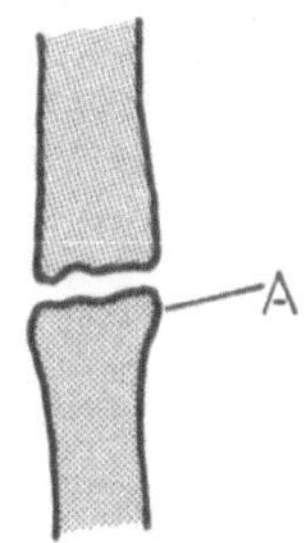

In obenstehender Skizze ist
eine vitale Pseudarthrose skiz-
ziert. Man erkennt dies an der
typischen Elefantenfußform (A).
Worin unterscheidet sich die
vitale von der avitalen Pseudarthrose?

Bei der vitalen Pseudarthrose
ist die Durchblutung der Fragmente gut (sogar manchmal verstärkt,
daher auch hypertrophe Pseudarthrose genannt). Ungenügende Sta-
bilität oder schlechte Reposition
sind die Ursache.
Bei der avitalen Pseudarthrose
sind die Fragmente wegen ungenü-
gender Durchblutung nekrotisch
geworden.

50
Um welche Erkrankung handelt
es sich bei einer 50jährigen
Patientin:
Vor 8 Wochen hatte die Patientin eine Unterarmfraktur erlitten. Nach Entfernung des Gipses
treten nächtliche Schmerzen
auf. Die Schmerzen nehmen nach
Bewegung - insbesondere nach
passiver Bewegung - zu. Die
Haut ist livide verfärbt und
überwärmt.

Morbus Sudeck.

51
Welche Ursache hat der Morbus
Sudeck?

Die Ursache des Morbus Sudeck
ist unbekannt.

52
Was versteht man unter einer
Luxation?

Unter einer Luxation (oder Ver-
renkung) versteht man das "Her-
ausspringen" des Knochens aus
der Gelenkpfanne.

53
Welches Gelenk ist am häufigsten von Luxationen betroffen?

Schultergelenk.

54
Warum ist das Schultergelenk
so häufig von Luxationen betroffen?

Die Pfanne des Schultergelenks
ist sehr flach. Das Verhältnis
vom Humeruskopf zur Pfanne beträgt etwa 4:1.

6.2 Frakturen des Schenkelhalses und des proximalen Femurs

1
Bezeichnen Sie in untenstehender Skizze die einzelnen Abschnitte!

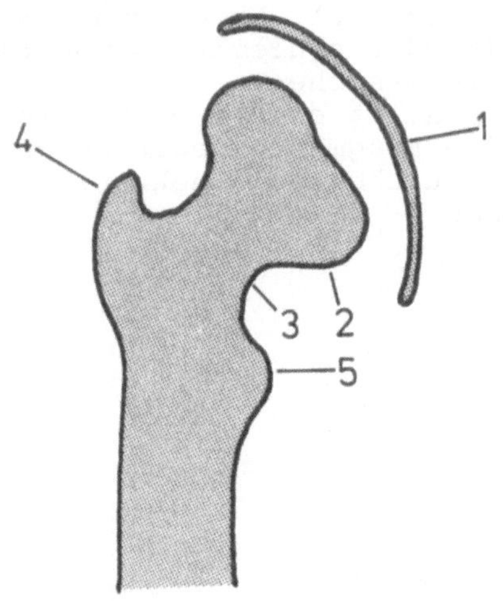

1 Hüftgelenkspfanne (Acetabulum)
2 Hüftkopf (Caput femoris)
3 Schenkelhals (Collum femoris)
4 Großer Rollhügel (Trochanter
   major)
5 Kleiner Rollhügel (Trochanter
   minor).

2
Welchen Winkel bildet der
Schenkelhals mit dem Ober-
schenkelknochen?

Etwa 125°.

3
In untenstehender Skizze sind
häufig vorkommende Frakturtypen
im Bereich des proximalen Femurs und des Schenkelhalses
dargestellt. Bezeichnen Sie die
einzelnen Frakturen!

A Mediale Schenkelhalsfraktur
B Laterale Schenkelhalsfraktur
C Pertrochantäre Femurfraktur
D Subtrochantäre Femurfraktur.

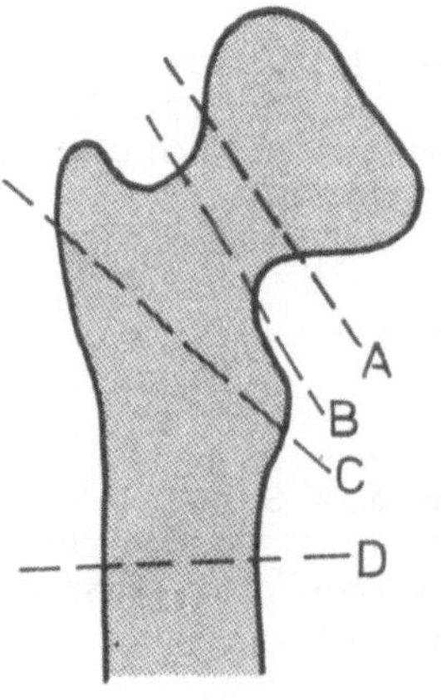

4

Welche Symptome findet man häufig bei Patienten, die eine Fraktur im Bereich der Schenkelhalsregion oder des proximalen Femurs erlitten haben?

Das Bein (der verletzten Seite) ist nach außen rotiert und verkürzt. Meist sind die Patienten unfähig, die verletzte Stelle zu belasten. Die verletzte Seite wird geschont. da ein starker Bewegungsschmerz besteht.

5

Findet man die oben aufgezählten Symptome bei jeder Fraktur in diesem Bereich?

Nein. Die Ausprägung der einzelnen Symptome hängt sehr stark von der einzelnen Fraktur ab, z.B. ob die Fraktur disloziert ist, oder ob die Bruchflächen noch aufeinander stehen.

6

Die meisten Menschen, die unter einer Fraktur im proximalen Femur oder im Schenkelhals leiden, müssen innerhalb weniger Tage operiert werden. Warum?

Bei den meisten Verunglückten handelt es sich um ältere Menschen, die bei längerer Immobilisierung kaum Überlebenschancen haben (Pneumonie, Dekubitus, aufsteigende Harnwegsinfekte, Thrombose, Embolie usw.).
Nach einer operativen Versorgung ist eine Sofortmobilisierung, je nach Op.-Verfahren sogar eine Sofortbelastung möglich.

7

Warum müssen Schenkelhalsfrakturen im Kindesalter nicht nur innerhalb der ersten Tage, sondern <u>sofort</u> operativ versorgt werden?

Bei jeder intraartikulären Fraktur entsteht ein Hämatom. Im Kindes- und Jugendalter ist die Gelenkkapsel im Hüftgelenk äußerst straff. Die durch die Fraktur schon beträchtlich gestörte Durchblutung des Hüftkopfes wird durch das Hämatom und die damit verbundene Kompression der noch intakten Gefässe weiter verschlechtert, so daß die Gefahr der Hüftkopfnekrose ständig weiter zunimmt. Dies kann nur durch eine baldige Operation (evtl. auch Punktion des Hämatoms) verhindert werden.

8

In welche beiden Frakturtypen werden die medialen Schenkelhalsfrakturen eingeteilt?

In <u>Ab</u>duktionsfrakturen und <u>Ad</u>duktionsfrakturen.

9
Um welchen Frakturtyp einer medialen Schenkelhalsfraktur handelt es sich in untenstehender Skizze?

Abduktionsfraktur einer medialen Schenkelhalsfraktur. (Der Hüftkopf steht in Valgusstellung.)

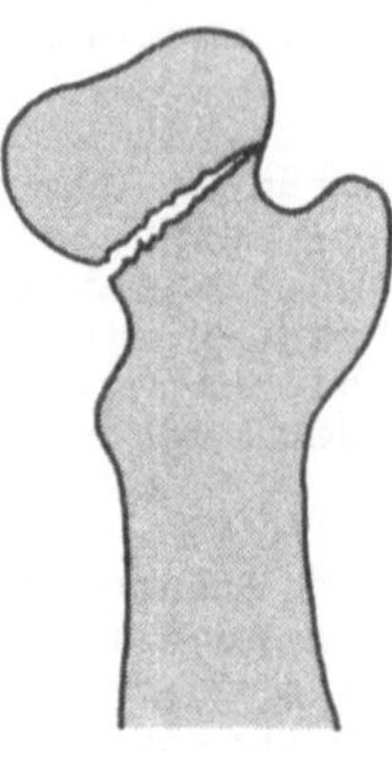

10
Nur etwa 10% aller Schenkelhalsfrakturen sind Abduktionsfrakturen. Warum ist dieser Frakturtyp der medialen Schenkelhalsfraktur mechanisch besonders günstig?

Bei der Abduktionsfraktur werden die Bruchflächen aufeinandergestaucht. Somit überwiegen die Druckkräfte.

11
Welche Kräfte überwiegen bei der Adduktionsfraktur?

Die Scherkräfte.

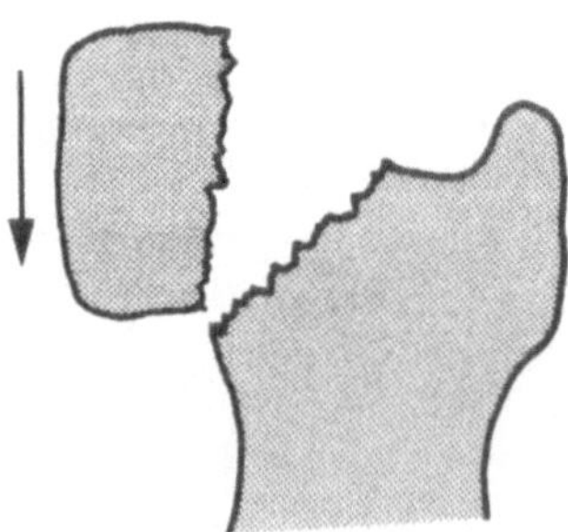

12
Bei der Abduktionsfraktur überwiegen also die Druckkräfte, während bei der Adduktionsfraktur die Scherkräfte überwiegen. Welche therapeutische Konsequenz hat dies?

Die (günstigen) Abduktionsfrakturen können konservativ behandelt werden. Wegen der ungünstigen Scherkraft müssen die Adduktionsfrakturen operativ behandelt werden.

13

Wie wird prinzipiell eine mediale Schenkelhalsfraktur beim alten Menschen behandelt?

Beim alten Menschen (z.B. über 70 Jahre) erfolgt die Implantation einer Kopfendoprothese oder Totalendoprothese (TEP).

14

Warum wird gerade beim alten Menschen eine Therapie mittels Endoprothese durchgeführt?

Dies hat mehrere Gründe: Die Endoprothese erlaubt praktisch unmittelbar postoperativ die volle Belastung. Da der alte Mensch kaum entlasten kann, ist für ihn eine Endoprothese von großem Vorteil. Die Haltbarkeit der Endoprothesen ist zwar mit 10-15 Jahren begrenzt; infolge des im 7. und 8. Lebensjahrzehntes häufig auftretenden "natürlichen" Todes werden die meisten alten Menschen einen 10 oder 15 Jahre später notwendigen Prothesenwechsel nicht mehr erleben.

15

Um welche Art der Endoprothese handelt es sich in untenstehender Skizze?

Um eine Totalendoprothese (TEP). Bei einer TEP werden eine Pfannenprothese aus Kunststoff und eine Kopfprothese aus Metal implantiert. Bei der Kopfendoprothese wird - der Name sagt es eigentlich schon - nur eine Kopfprothese implantiert.

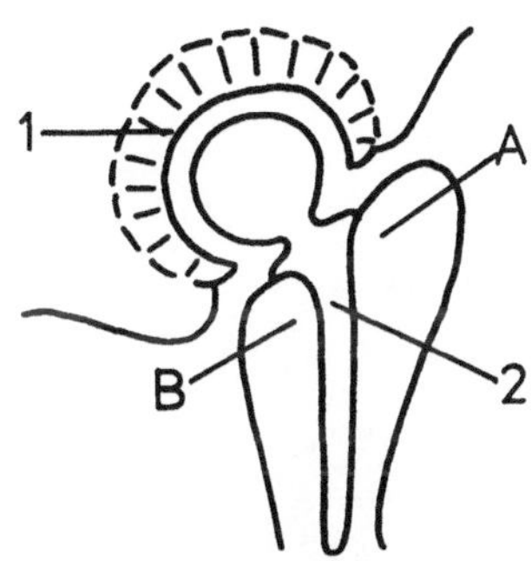

1 Pfannenprothese (Kunststoff)
2 Kopfprothese (Metall)
A Trochanter major
B Trochanter minor.

16

Wann implantiert man eine Totalendoprothese und wann eine Kopfendoprothese?

Die Kopfendoprothese ist für den alten, kaum noch gehfähigen Menschen in schlechtem AZ vorbehalten. Die alten Menschen mit vor dem Unfall befriedigender Gehfähigkeit (und medialer Schenkelhalsfraktur) werden mit einer TEP versorgt.

17
Was geschähe, wenn man z.B.
einen rüstigen 68jährigen Menschen, der sich eine mediale
Schenkelhalsfraktur zugezogen
hat, mit einer Kopfendoprothese
versorgte?

In diesem Fall käme es sehr
rsach zu einem Abrieb im Bereich
der Hüftgelenkspfanne (Acetabulum). Nach einigen Monaten oder
Jahren käme es zu einem Durchbrechen der Kopfendoprothese
durch das Acetabulum ins Becken.

18
In untenstehender Skizze ist
die operative Versorgung einer
lateralen Schenkelhalsfraktur
dargestellt. Wie wird das Op.-
Verfahren genannt?

Winkelplattenosteosynthese.
(Die hier dargestellte Winkelplatte hat einen Winkel von
130°.)
Nach einer Winkelplattenosteosynthese darf der Patient ca. 4 Monate nicht belasten. Der Eingriff
eignet sich daher zur Versorgung
von Schenkelhalsfrakturen beim
jungen Menschen.

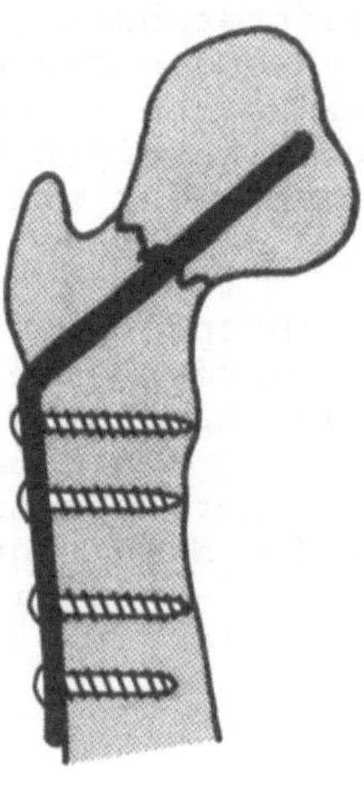

19
Skizzieren Sie eine pertrochantäre Fraktur!

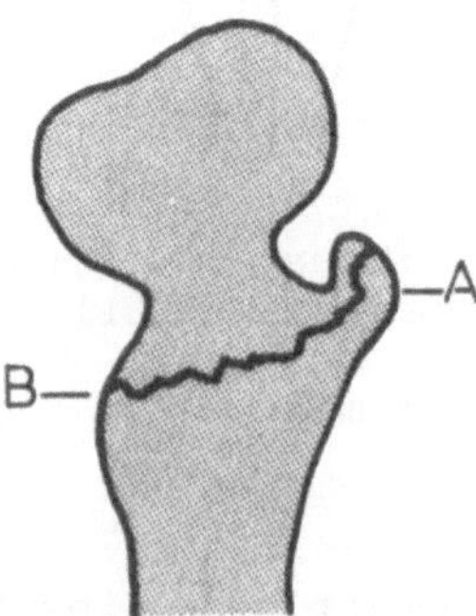

Pertrochantäre Fraktur. Die
Frakturlinie verläuft durch A
Trochanter major und B Trochan-
ter minor.

20
In untenstehender Skizze ist
die operative Versorgung einer
pertrochantären Fraktur dargestellt. Wie heißt das Op.-Ver-
fahren, und wann kommt es zur
Anwendung?

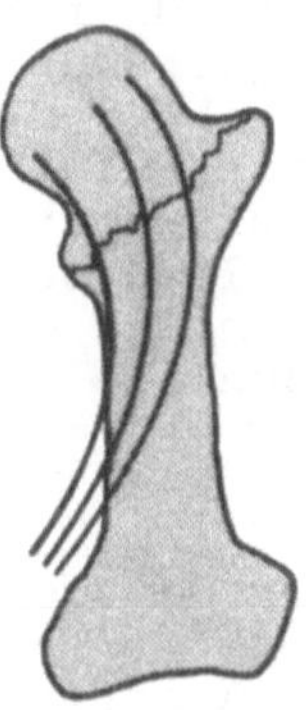

Sog. Ender-Nagelung oder korrekt
Federnagelung nach Simon-Weidner
und Ender. Das Prinzip der Ender-
Nagelung besteht darin, daß mehrere elastische Nägel vom distalen Femur über die Fraktur in
den Hüftkopf geschlagen werden.
Eine mittels Ender-Nagelung versorgte pertrochantäre Fraktur
kann unmittelbar postoperativ
belastet werden. Die Ender-Nagelung eignet sich daher für pertrochantäre Frakturen beim über
60jährigen.

21
Eignet sich die Ender-Nagelung
nur für pertrochantäre Femurfrakturen?

Nein, sie ist auch bei subtro-
chantären Femurfrakturen beim
über 60jährigen indiziert.

22
Wie müssen pertrochantäre Frakturen beim jüngeren Menschen
versorgt werden?

Mittels Winkelplattenosteosynthese.

23
Warum darf eine pertrochantäre
Fraktur beim unter 60jährigen
nicht mittels Ender-Nagelung
versorgt werden? Auch für den
jüngeren Menschen wäre doch
eine sofortige Belastungsmög-
lichkeit post operationem von
Vorteil!

Bei der Ender-Nagelung ist - im
Gegensatz zur Winkelplatte - eine
anatomisch exakte Adaptation der
Fraktur nicht - oder nur in Ausnahmefällen - möglich. Nach vielen Jahren führt dies zur Entwicklung einer Arthrose des Hüft-
gelenks (Coxarthrose). Der alte
Mensch erlebt die Coxarthrose
nicht mehr.

6.3 Schädel-Hirn-Traumen

1
Bei den Schädel-Hirn-Traumen
unterscheidet man prinzipiell
zwischen offenen und geschlossenen Schädel-Hirn-Verletzungen. Wann spricht man von einer
offenen Schädel-Hirn-Verletzung?

Bei einer offenen Schädel-Hirn-
Verletzung ist die Dura mater
(harte Hirnhaut) eröffnet.

2

Welche besondere Gefährdung besteht für Patienten mit einer offenen Schädel-Hirn-Verletzung?

Durch die verletzte Dura mater kann es zu einem massiven Eintritt von Bakterien in die Hirnhäute und ins Gehirn selbst kommen (→ Meningitis → Hirnabszeß).

3

Die offenen Schädel-Hirn-Traumen im Bereich der Schädelkalotte sind in der Regel relativ leicht zu erkennen. Welche anderen Schädel-Hirn-Traumen müssen jedoch definitionsgemäß (Duraverletzung) auch zu den offenen Schädel-Hirn-Traumen gerechnet werden?

a) Die Frakturen der vorderen Schädelbasis. Hier kommt es zu einem Liquoraustritt aus der Nase.
b) Frakturen mit Beteiligung luftgefüllter Knochenräume. In beiden Fällen besteht eine offene Verbindung des Gehirns mit der Außenwelt (Infektionsgefahr!).

4

Ein Patient, der wegen eines Schädel-Hirn-Traumas stationär beobachtet wird, klagt seit Tagen über einen wasserklaren Ausfluß aus der Nase. Allgemeinsymptome, die auf einen Schnupfen hindeuten, bestehen keine. Woran wird man hier in erster Linie denken?

An eine Fraktur der vorderen Schädelbasis mit Verletzung der Dura mater und Austritt von Liquor (offenes Schädel-Hirn-Trauma).

5

Auf welche Weise kann man die aus der Nase austretende wasserklare Flüssigkeit eindeutig als Liquor identifizieren?

Liquor enthält Glukose. (_Faustregel_: etwa die Hälfte des Blutzuckers.) Mit einem entsprechenden Teststreifen kann Liquorzucker analog dem Blutzucker nachgewiesen werden.

6

In welche beiden Gruppen werden die _gedeckten_ Schädel-Hirn-Traumen eingeteilt?

a) Commotio cerebri.
b) Contusio cerebri.

7

Was ist eine Commotio cerebri?

Bei einer Commotio cerebri findet man im Bereich des Gehirns keine morphologischen Veränderungen. Alle Symptome bilden sich in der Regel kurzfristig zurück.

8

Durch welche Symptome ist eine Commotio cerebri gekennzeichnet?

Kurzdauernde Bewußtlosigkeit unmittelbar nach dem Trauma (höchstens 1/2-1 Stunde), retrograde Amnesie (Erinnerungslosigkeit für das Unfallgeschehen und einige Zeit davor), häufig Übelkeit und Erbrechen.

9

Was versteht man unter einer Contusio cerebri?

Bei der Contusio cerebri findet man umschriebene oder diffuse Quetschungsherde in der Hirnsubstanz (→ neurologische Ausfälle).

10

Welche Symptome sind für eine Contusio cerebri kennzeichnend?

- Oft längerdauernde Bewußtlosigkeit (über 1 Stunde),
- neurologische Herdsymptome, wie Lähmungen, Reflexausfälle usw.,
- Störungen im Schlaf-Wach-Rhythmus,
- Störungen der Körpertemperatur,
- evtl. Aphasie.

11

Was ist eine Compressio cerebri?

Hierunter versteht man alle traumatisch bedingten Drucksteigerungen im Schädel (z.B. durch Hämatome, Hirnödem usw.).

12

Abgesehen vom Ausmaß der unfallbedingten Hirnschädigung hängt das Schicksal des Verletzten entscheidend von den Sofortmaßnahmen am Unfallort ab. Welche Maßnahmen sollten bei einem schweren Schädel-Hirn-Trauma in welcher Reihenfolge getroffen werden?

a) Bergung des Verletzten.
b) Sicherung bzw. Wiederherstellung der Vitalfunktionen (Atmung, Kreislauf).
c) Herstellung der Transportfähigkeit und Transport zu einer geeigneten Behandlungsstelle.

13

Auch am Unfallort kann (und soll) man bei einem schweren Schädel-Hirn-Trauma eine Hirnödemprophylaxe betreiben. Wie wird dies konkret durchgeführt?

Durch hochdosierte Gabe von Dexamethason (z.B. Fortecortin 100 mg).

14

Bei einem bewußtlosen Schädel-Hirn-Verletzten muß man die Frage erwägen, ob die Bewußtlosigkeit Ursache oder Folge der Verletzung ist. Welche häufigen ("internistischen") Erkrankungen führen zur Bewußtlosigkeit und damit zum Sturz und häufigen sekundären Verletzungen?

a) Apoplexe (Blutung, oder Gefäßverschluß)
b) Spontane Subarachnoidalblutung (Ruptur eines Gefäßaneurysmas im Gehirn)
c) Epilepsie
d) Hirntumor
e) Kreislaufstörungen (z.B. Adams-Stokes-Anfälle)
f) Diabetisches Koma (Hypo- oder Hyperglykämie)
g) Intoxikationen (Alkohol- oder Drogenrausch).

15
Bei der Überwachung eines Schädel-Hirn-Verletzten ist die häufige Prüfung des Pupillenbefundes sehr wichtig. Welche Schlüsse kann man aus einer posttraumatischen Pupillenerweiterung (Mydriasis) ziehen?

Bei einer einseitigen Pupillenerweiterung kann man mit einer Schädigung des N. oculomotoris rechnen (z.B. Druckschädigung des N. oculomotoris durch Hämatom).
Beidseitige Pupillenerweiterung bedeutet Druckschädigung beider Nervi oculomotorii oder Schädigung des Hirnstammes.
<u>Reagieren die Pupillen nicht mehr auf Licht → akute Lebensgefahr.</u>

16
Warum müssen bei einem Schädel-Hirn-Verletzten Blutdruck und Puls überwacht werden?

Eine Tachykardie und ein Blutdruckanstieg weisen auf eine Steigerung des Hirndrucks hin. Ein Druckpuls (Bradykardie unter 60 Schlägen pro Minute) ist gelegentlich im Anfangsstadium einer Hirndrucksteigerung nachweisbar.

17
Gedeckte Schädel-Hirn-Verletzungen werden nicht selten durch das Auftreten von intrakraniellen Blutungen kompliziert. Welche zwei verschiedenartigen intrakraniellen Blutungen gelangen hierbei zur Beobachtung?

a) Epidurales Hämatom.
b) Subdurales Hämatom.

18
Das epirurale Hämatom entsteht in der Regel durch Zerreissung der .....

A. meningea media.

19
In welchem "Raum" befindet sich das epidurale Hämatom?

Zwischen der inneren Knochenschicht (Lamina interna) des Schädelknochens und der Dura mater. <u>Beachten Sie:</u> Beim epiduralen Hämatom ist die Dura mater intakt und braucht in der Regel auch bei der operativen Behandlung nicht eröffnet zu werden!

20
Skizzieren Sie die Lage eines
epiduralen Hämatoms!

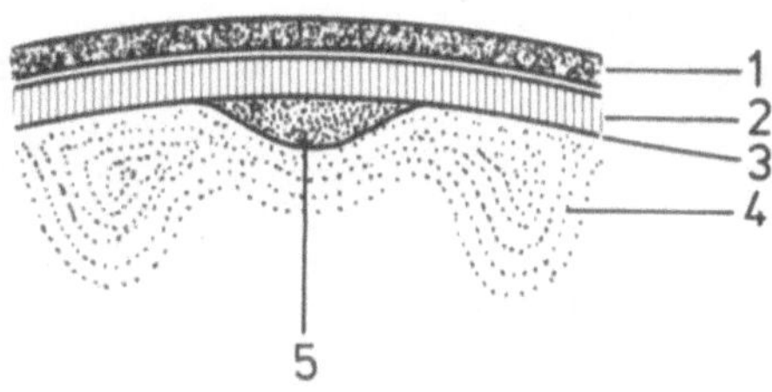

1 Kopfschwarte
2 Schädelknochen
3 Dura mater (harte Hirnhaut)
4 Gehirn
5 Lage des epiduralen Hämatoms
   zwischen innerem Schädelknochen und Dura mater.

21
Welches Hämatom ist in untenstehender Skizze dargestellt?

Ein subdurales Hämatom.

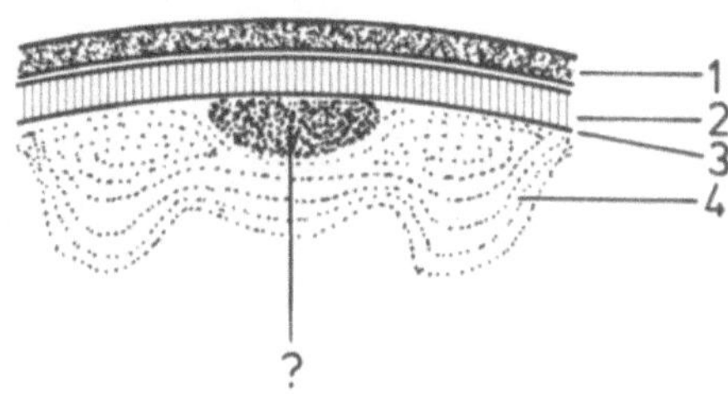

1 Kopfschwarte
2 Schädelknochen
3 Dura mater
4 Gehirn.

22
Wie kann man die Lage des subduralen Hämatoms beschreiben?

Das subdurale Hämatom liegt zwischen Dura und Gehirn.

23
Bei einem epiduralen Hämatom
stammt die Blutung meist aus
der A. meningea media. Aus
welchen Gefäßen stammt das Blut
bei einem subduralen Hämatom?

Beim subduralen Hämatom handelt
es sich meist um eine venöse Blutung aus verletztem Hirnsinus
oder aus Rindenprellungsherden.

24
Welche Untersuchungsmethoden
kommen bei Verdacht auf eine
intrakranielle Blutung oft zur
Anwendung?

- Echokardiographie,
- Angiographie,
- Computertomographie.

25
Wie wird das subdurale Hämatom
behandelt?

Auch die subduralen Hämatome
müssen durch Operation entfernt
werden.

6.4 Verletzungen des Thorax

1
Zum Verständnis der Erkrankungen des Thorax ist die Anatomie
der Pleura von ausschlaggeben-
der Bedeutung. In untenstehender Skizze sind die normalen
Thoraxorgane dargestellt. Bezeichnen Sie die einzelnen Abschnitte!

1 Rippen
2 Zwerchfell
3 Rechte und linke Lunge
4 Trachea (Luftröhre)
5 Pleura parietalis (Rippenfell)
6 Pleura visceralis (Lungenfell)
7 Pleuraspalt
8 Mediastinum

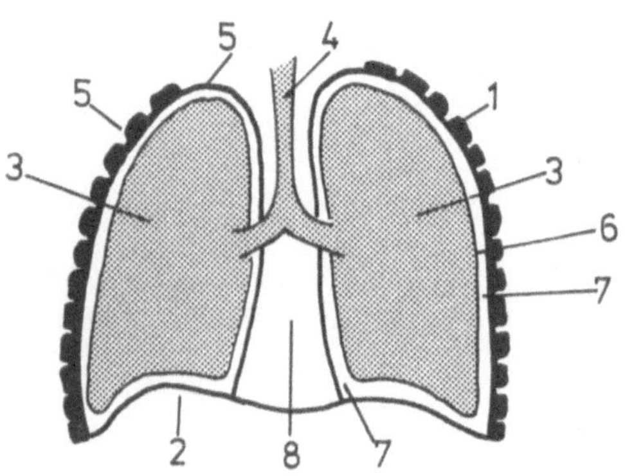

2
In der Lunge findet man zahlreiche elastische Fasern. Hierdurch hat sie die Tendenz, sich
zusammenzuziehen. Welche "Ge-
genkraft" sorgt dafür, daß die
Lunge den Rippen und dem
Zwerchfell von innen anliegt?

Die Lunge wird mittels der beiden
Pleurablätter (Pleura parietalis
und Pleura visceralis) an den
Rippen und am Zwerchfell "be-
festigt". Die Pleura parietalis
ist von innen mit den Rippen ver-
wachsen, die Pleura visceralis
bedeckt von außen die Lunge. In
dem hauchdünnen Pleuraspalt befindet sich ein Flüssigkeitsfilm.
Bewegt sich nun das Zwerchfell
nach unten bzw. die Rippen nach
außen, so bewegt sich zunächst
die Pleura parietalis mit nach
außen. Über den Flüssigkeitsfilm
"haftet" die Pleura visceralis
an der Pleura parietalis. Hierdurch wird die Lunge in ihrer

Ausdehnung gehalten und macht die Bewegungen der Rippen und des Zwerchfells mit.

4

Mit welchem Fachausdruck wird der Kollaps der Lunge bezeichnet?

Pneumothorax.

5

Welches Wortkürzel ist im klinischen Alltag für den Begriff Pneumothorax gebräuchlich?

"Pneu".

6

Werden von einem Pneumothorax beide Lungen betroffen?

Es gibt zwar durchaus einen beidseitigen Pneumothorax. In der Regel ist der Pneumothorax jedoch einseitig.

7

Können Sie einen linksseitigen Pneumothorax skizzieren?

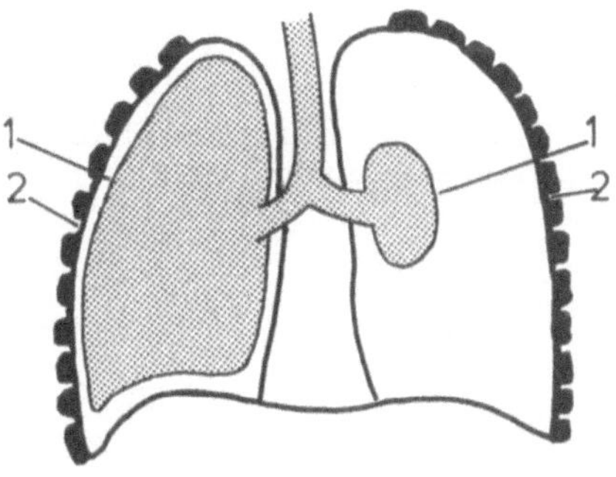

Die in den Pleuraspalt eindringende Luft hebt die "Haftung" zwischen Pleura visceralis (<u>1</u>) und Pleura parietalis (<u>2</u>) au<del>f</del>. Oder anders formuliert: Der Unterdruck wird aufgehoben.

8

Auf welchen Wegen kann Luft in den Pleuraspalt eindringen?

Zwei Möglichkeiten kommen in Frage:

1. <u>von außen</u> (z.B. Messerstichverletzung),
2. <u>von innen</u> durch Verbindung eines Bronchus mit dem Pleuraspalt (so etwas kann z.B. durch einen Tumor verursacht werden, der einen zerstörten Bronchus mit dem Pleuraspalt in Verbindung bringt).

9

Welche Folgen hat ein (einseitiger) Pneumothorax für den betreffenden Patienten?

In jedem Fall fällt die betreffende Lungenseite für die Atmung aus. Die weiteren Folgen hängen sehr stark vom Typ des Pneumothorax ab.

10

Je nach Verbindung der Luft mit dem Pleuraspalt werden drei Typen des Pneumothorax unterschieden. Welche sind dies?

1. Geschlossener Pneumothorax.
2. Offener Pneumothorax.
3. Spannungs-Pneumothorax.

11

Wann liegt ein geschlossener Pneumothorax vor?

Bei jeder Form des Pneumothorax kommt es zum Eindringen von Luft in den Pleuraspalt. Beim geschlossenen Pneumothorax schließt sich nach dem Eindringen von Luft das "Leck" spontan, so daß keine weitere Luft mehr in den Pleuraraum gelangt.

12

Welche Symptome verursacht der geschlossene Pneumothorax?

Im Gegensatz zum offenen oder gar zum Spannungspneumothorax sind die Symptome gering:

- leicht beschleunigte Atmung,
- Zyanose,
- fehlendes Atemgeräusch.

13

Wann liegt ein offener Pneumothorax vor?

Bekanntlich ist allen Pneumothoraxformen gemeinsam das Eindringen von Luft in den Pleuraspalt → Aufhebung des Unterdrucks → Kollaps der Lunge. Während beim geschlossenen Pneumothorax das "Leck" sich jedoch spontan verschließt, bleibt beim offenen Pneumothorax das Leck offen, und es kann ständig Luft in den Pleuraraum eindringen.

14

Beim geschlossenen Pneumothorax kommt es nach dem Absaugen der Luft aus dem Pleuraraum zu einer Entfaltung der vorher kollabierten Lunge. Diese Therapie gelingt beim offenen Pneumothorax nicht. Begründen Sie dies!

Beim offenen Pneumothorax genügt es nicht, die in den Pleuraraum eingedrungene Luft durch eine einmalige Punktion abzusaugen, da durch das offene "Leck" sofort wieder neue Luft in den Pleuraraum einstömt.

15

Das Verständnis der Gefahren und der Symptomatik des offenen Pneumothorax ist nicht ganz

Das Mediastinum ist der Raum zwischen den Lungen. (Vgl. Sie Frage 1.)

einfach. Wir wollen daher uns
dieser Problematik in sehr
kleinen Schritten nähern. Zunächst zwei anatomische Fragen:
Was versteht man unter dem Mediastinum?

16
Welche Organe findet man im
wesentlichen im Mediastinum?

In der Hauptsache das Herz mit
der Aorta und der oberen und unteren Hohlvene. Andere im Mediastinum befindliche Organe wie
Ösophagus, Trachea, Thymus usw.
sind für die weiteren Überlegun-
gen ohne Belang.

17
Durch welche zwei höchst ungünstigen Mechanismen wird der offene Pneumothorax zu einem chirurgischen Notfall?

1. Mediastinalflattern.
2. Pendelluft.

18
Was bedeutet Mediastinalflattern?

Unter Mediastinalflattern versteht man die Hin- und Herver-
schiebung des Mediastinums im
Atemrhythmus.

19
In untenstehender Skizze sehen
Sie einen linksseitigen offenen
Pneumothorax.

Bei der Inspiration (Einatmung)
kommt es zur Erweiterung des
Thorax. Ausdehnen kann sich nur
die gesunde (rechte) Lunge. An-
schaulich gesprochen: Die erweiterte Lunge wird infolge ihrer
erhöhten Luftfüllung "weicher".
Daher weicht das Mediastinum
bei der Inspiration zur gesunden
Seite.

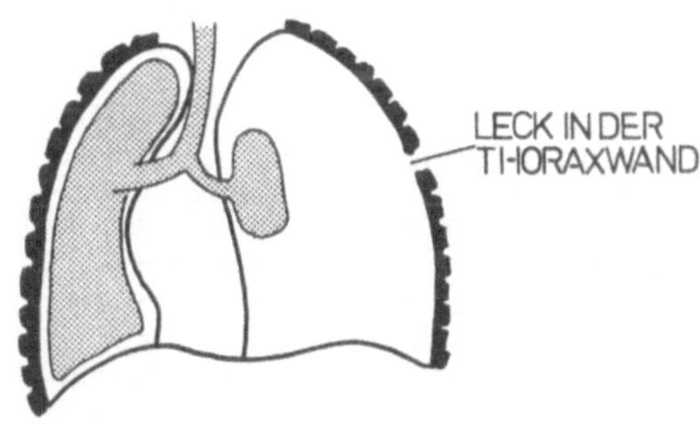

Bei der Inspiration (Erweiterung des Thorax) kommt es zu
einer Verschiebung des Mediastinums zur gesunden (rechten)
Seite. Erklären Sie dies!

20
Wie bewegt sich das Mediastinum bei der Exspiration?

Bei der Exspiration verkleinert
sich das Volumen der gesunden
Lunge. Daher wird nun das Mediastinum zur kranken Seite gedrückt.

21

Welche Folgen hat das Mediastinalflattern?

Der venöse Rückstrom aus den Hohlvenen wird behindert. Dadurch wird die Auswurfleistung des Herzens vermindert.

22

Neben dem Mediastinalflattern wurde als weiterer ungünstiger Mechanismus die Pendelluft schon erwähnt. Was ist damit gemeint, und wie kommt es zur Pendelluft?

Bei der Inspiration "saugt" die gesunde Lunge neben der normalen Atemluft aus der Trachea auch schon verbrauchte Luft aus der kollabierten Lunge an. Bei der Exspiration wird wiederum nun verbrauchte Luft in die kollabierte Lunge gedrückt.

23

Zu welchen Folgen führt die Pendelluft?

Beim Pneumothorax nimmt ja nur noch eine Lunge an der Atmung teil. Durch das Pendeln von verbrauchter Atemluft zwischen gesunder und kranker Lunge wird die Hypoxie noch verstärkt. Die Folgen sind ausgeprägte Dyspnoe und Zyanose.

24

Bei einem jungen Mann ist es infolge einer Messerstecherei zu einem offenen Pneumothorax gekommen. Sie sollen Erste Hilfe leisten. Was ist zu tun?

Das Leck in der Thoraxwand muß abgedichtet werden, um den offenen in einem geschlossenen Pneumothorax zu verwandeln. Dies kann man unter "Erste-Hilfe"-Bedingungen, z.B. durch einen "dichten" Kompressionsverband auf der Stelle des Messereinstiches, erreichen.

25

Eine besonders grfährliche Form des Pneumothorax ist der Spannungspneumothorax oder auch Ventilpneumothorax genannt. Ist der Spannungspneumothorax ein offener oder ein geschlossener Pneumothorax?

Der Spannungspneumothorax ist keiner dieser beiden Formen eindeutig zuzuordnen. Während der Inspiration ist der Spannungspneumothorax ein offener Pneumothorax; denn während der Inspiration strömt Luft durch ein Leck in den Pleuraraum ein. Während der Exspiration jedoch wird das Leck verschlossen (Ventilmechanismus). Es kann hierdurch keine Luft aus dem Pleuraraum entweichen.

26

Bei einem Spannungspneumothorax kommt es binnen kurzer Zeit zu einer schweren Dyspnoe, Zyanose und Tachypnoe. Es besteht akute Lebensgefahr. Wie ist dies zu erklären?

Es wurde bereits dargelegt, daß beim Spannungspneumothorax Luft bei der Inspiration in den Pleuraraum gelangt, bei der Exspiration jedoch nicht wieder hinaus kann. Hierdurch sammelt sich im-

mer mehr Luft im Bereich der verletzten Lunge an. Infolge dessen
wird das Mediastinum (d.h. das
Herz mit seinen Gefäßen) immer
mehr zur gesunden Seite verdrängt.
Dies bewirkt eine drastische Ver-
ringerung der Atemfläche sowie
eine starke Behinderung des venösen Rückstroms.

27
Nach einem schweren Verlehrs-
unfall kommt es bei einem der
Verletzten zur Entwicklung eines Spannungspneumothorax. Nach
welchen Grundsätzen können Sie
an der Unfallstelle Erste Hilfe
leisten?

Zunächst eine Bemerkung vorab:
Ohne sachgerechte Erste Hilfe
wird der Patient den Transport
ins Krankenhaus wahrscheinlich
nicht überleben!
Die Erste-Hilfe-Maßnahme beim
Spannungspneumothorax besteht
darin, den <u>Spannungspneumothorax
in einen offenen Pneumothorax
zu verwandeln.</u>

28
Wie verwandelt man konkret einen Spannungspneumothorax in
einen offenen Pneumothorax?

Unter Erste-Hilfe-Bedingungen
kann man in den verletzten Thoraxraum eine möglichst großlumige
Kanüle einstechen. Aus dieser Kanüle kann die im verletzten Thoraxraum komprimierte Luft entweichen.

29
Die ideale Erste-Hilfe-Maßnahme
beim Spannungspneumothorax ist
die Punktion des verletzten
Thoraxraumes mit einer Kanüle,
auf die ein abgeschnittener
Gummifingerling angepaßt ist.
(Vgl. Sie untenstehende Skizze.)

Zum Spannungspneumothorax (Ventilpneumothorax) kommt es infolge
eines Ventilmechanismus, der Luft
bei der Inspiration in den Thorax
eindringen läßt; bei der Exspiration kann Luft jedoch nicht
entweichen.
Die nebenstehende Kanüle mit Fingerling wirkt diesem Ventilmechanismus genau entgegen. D.h. bei
der Exspiration (Verkleinerung
des Thoraxraumes) entweicht aus
der verletzten Brustkorbseite
über die Kanüle und den aufge-
schnittenen Fingerling Luft. Bei
der Inspiration kann jedoch über
die Kanüle und den Fingerling
kaum Luft in den Thorax eindringen.

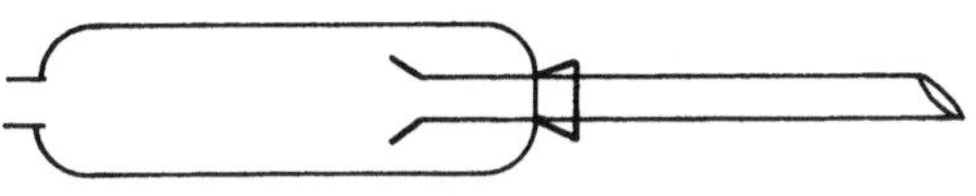

Worauf beruht die besondere
Wirksamkeit dieser Erste-Hilfe-
Maßnahme?

30
Bei einem Pneumothorax kann es
zusätzlich zur Entwicklung eines Hautemphysems kommen. Was
versteht man darunter?

Durch die Verletzung der Lunge
kann Luft in das Subkutangewebe
eindringen.

31
Wie erkennt man ein Hautemphysem?

Beim Hautemphysem fällt eine Schwellung der Haut über dem Thorax, dem Hals und dem Gesicht auf. Beim Betasten dieser Stellen gewinnt man den Eindruck, als knirsche unter dem Finger ein Schneeball (sog. Schneeballknirschen).

32
Wie wird ein Pneumothorax im Krankenhaus endgültig versorgt?

Die Versorgung erfolgt mittels Thoraxdrainage!

33
An welcher Stelle wird am Thorax die Thoraxdrainage durchgeführt?

Im zweiten oder dritten Intercostalraum in der Medioklavikularlinie.

34
Bei einem Patienten ist im Op. eine Thoraxdrainage gelegt worden. Sie erhalten die Aufgabe, die Thoraxdrainage an untenskizziertes Gefäß sowie an eine Saugpumpe anzuschließen. Was ist dabei zu beachten?

Die Thoraxdrainage muß unter Wasser abgeleitet werden. D.h. das Thoraxdrain muß an A angeschlossen werden. Bei B wird die Saugpumpe angeschlossen.

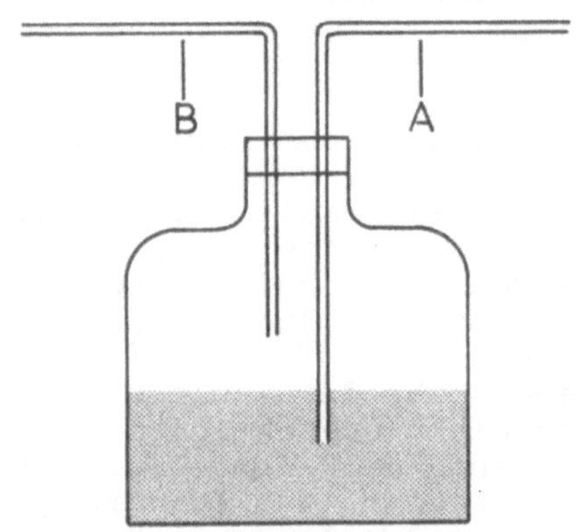

6.5 Verletzungen des Abdomens

1
Bei Bauchverletzungen unterscheidet man zwischen offenen und geschlossenen Bauchverletzungen. Bei der offenen Bauchverletzung ist die Bauchhöhle

Bei allen offenen Bauchverletzungen muß die Bauchhöhle sofort chirurgisch eröffnet werden. Das Vorliegen von bestimmten Organverletzungen kann nur so zwei-

eröffnet. Sie entsteht z.B. durch Stich oder Schuß. Wie ist eine solche Verletzung grundsätzlich zu versorgen?

felsfrei diagnostiziert werden, und die entsprechende chirurgische Versorgung ist sofort möglich.

2

Nicht selten kann man bei einer Stichverletzung im Bereich der Bauchwand nicht sicher bei der klinischen Untersuchung unterscheiden, ob die Bauchhöhle eröffnet ist. Genügt es, in einem solchen Fall die Wunde zu sondieren?

Die bloße Sondierung einer solchen Wunde ist ein grober Behandlungsfehler. Die einzig richtige Behandlung besteht darin, den Stichkanal durch Wundausschneidung freizulegen und damit sicher zu prüfen, ob die Bauchhöhle eröffnet ist.

3

Bei einer geschlossenen Bauchverletzung infolge eines stumpfen Bauchtraumas können im Prinzip alle intraperitonealen (Milz, Leber, Magen, Darm), sowie auch alle retroperitonealen Organe (Niere, Blase, Pankreas usw.) verletzt werden. Welches Organ wird denn am häufigsten bei einem stumpfen Bauchtrauma verletzt?

Die Milz.

4

Welche Folgen hat eine Milzruptur für den Verletzten?

Handelt es sich um einen großen Milzeinriß, so kommt es zu einer massiven Blutung in die Bauchhöhle.

5

Welche Symptome lassen auf das Vorliegen einer intraperitonealen massiven Blutung schliessen?

Hypovolämischer Schock nach stumpfem Bauchtrauma. D.h.:

- kalter Schweiß und blasse Haut,
- RR-Abfall und Pulsanstieg,
- Vermehrung des Bauchumfangs,
- Abfall des Hb-Wertes,
- Anstieg der Leukozyten.

6

Welche anderen Organverletzungen verursachen neben der Milzruptur ebenfalls eine massive intraperitoneale Blutung?

Die Leberruptur und die Einrisse in der Mesenterialwurzel des Darmes.

7

Durch welche diagnostischen Hilfsmittel kann man das Vorliegen einer massiven intraperitonealen Blutung nachweisen?

Durch eine Peritoneallavage.

8
Wie wird eine Peritoneallavage durchgeführt?

Nach vorheriger Lokalanästhesie führt man mittels Punktion einen kleinen Katheter in die Bauchhöhle ein. Unter sterilen Bedingungen läßt man nun über diesen Katheter etwa 1000 ml Ringer-Lösung in die Bauchhöhle einlaufen. Anschließend hält man die Infusionsflasche unter Bauchniveau. Nun läuft die Ringer-Lösung wieder aus der Bauchhöhle zurück. Ist die stark rot gefärbt, so beweist dies eine intraabdominelle Blutung.

9
Welche Knochenfrakturen findet man häufig in Kombination mit einer Milzruptur?

Rippenfrakturen, insbesondere im Bereich des unteren linken Thorax.

10
Bei einem größeren Einriß der Milz muß diese entfernt werden. Wie wird dieses Operationsverfahren genannt?

Splenektomie.

11
Ein Patient wird nach einem linksseitigen stumpfen Oberbauchtrauma und einer Fraktur der 9.-11. Rippe stationär behandelt. Nach zunächst unauffälligem klinischen Verlauf kommt es am 5. Tag zur Entwicklung eines hypovolämischen Schocks sowie zum Auftreten heftiger Schmerzen im linken Oberbauch. Wie ist diese Verschlechterung zu erklären?

Bei dem Patienten ist es zu einer zweizeitigen Milzruptur gekommen.

12
Welche zwei Verlaufsformen werden bei einer Milzruptur unterschieden?

Einzeitige Milzruptur (häufigste Form) und zweizeitige Milzruptur.

13
Was versteht man unter einer einzeitigen Milzruptur?

Das eigentliche Milzgewebe (Parenchym) ist von einer Kapsel umgeben. Werden bei einem stumpfen Oberbauchtrauma sowohl die Milzkapsel als auch das Parenchym verletzt, so kommt es unmittelbar nach dem Trauma zu einer Blutung in die Bauchhöhle.

14

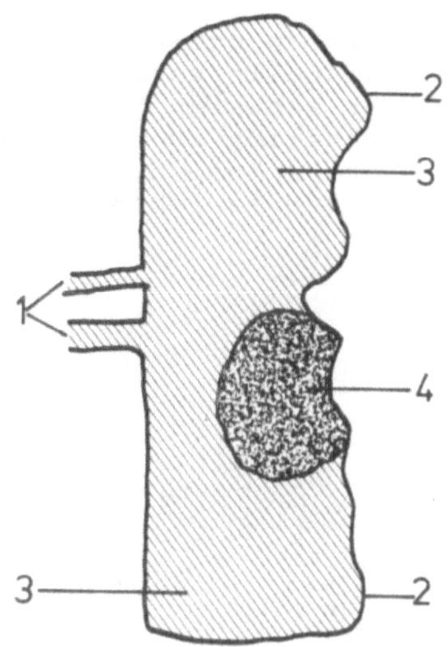

1 Milzgefäße
2 Milzkapsel
3 Milzparenchym
4 Unter der Kapsel gelegenes
   Hämatom.

Können Sie anhand obenstehender
Skizze eine zweizeitige Milzruptur erklären?

15
Sowohl die einzeitige als auch
die zweizeitige Milzruptur werden durch Splenektomie therapiert. Das gleiche Behandlungs-
prinzip - Organentfernung -
läßt sich natürlich nicht bei
Leberverletzungen anwenden. Wie
müssen Leberverletzungen behandelt werden?

16
Warum ist bei jedem stumpfen
Bauchtrauma die Erhebung des
Urinstatus unerläßlich?

Bei einer zweizeitigen Milzruptur kommt es durch das Trauma zu
einem Einriß im Milzparenchym.
Dabei wird die Milzkapsel nicht
verletzt. Nach einigen Tagen -
gelegentlich auch erst nach einigen Wochen - kommt es zu einer
so starken Vergrößerung des unter
der Kapsel gelegenen Hämatoms,
daß die Milzkapsel reißt. Nun
kommt es Tage oder Wochen nach
dem Unfall (zweizeitig) zur Milzruptur.

Einrisse der Leber werden mittels
durchgreifender Nähte versorgt.
Gelegentlich wird auch eine Le-
berteilresektion oder gar die Unterbindung der A. hepatica communis notwendig.

Nach der Verletzung der Milz
steht die Nierenverletzung an
zweiter Stelle der verletzten Organe beim stumpfen Bauchtrauma.

17
In der Regel findet man bei einer Nierenruptur eine ausgeprägte Hämaturie. Schließt das Fehlen der Hämaturie die Nierenruptur jedoch sicher aus?

Nein. Wie Sie in untenstehender Skizze dargestellt sehen, kann es bei einer schweren Nierenverletzung zusätzlich zu einem Abriß des Ureters kommen. Hierdurch kann die Hämaturie fehlen.

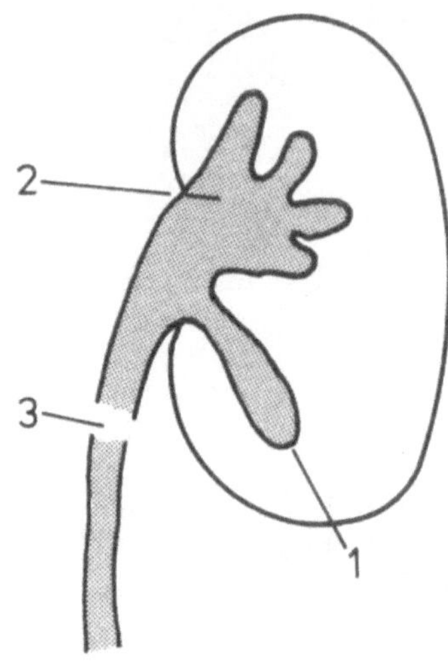

1 Nierenruptur
2 Nierenbecken
3 Abriß des Harnleiters.

18
Welche röntgendiagnostischen Untersuchungsverfahren kommen bei Verdacht auf eine Nierenverletzung häufig zur Anwendung?

1. Intravenöses Pyelogramm
2. Nierenarteriographie.

19
Bei einem Patienten, der ein stumpfes Bauchtrauma erlitten hat, kommt es nach einigen Stunden zur Entwicklung einer diffusen Abwehrspannung in den Bauchdecken. Bei einer angefertigten Röntgenübersichtsaufnahme des Abdomens ist freie Luft zu erkennen. An welche Verletzungsfolge wird man hier denken?

An eine Zerreissung des Magens oder Darmes.

20
Welche Folge hat eine traumatische Magen- oder Darmperforation?

Durch die zerrissene Magen- oder Darmwand ergießt sich Magen- bzw. Darminhalt in die Bauchhöhle.

Wird hier nicht sehr bald therapeutisch eingegriffen, so entwickelt sich eine Peritonitis.

21
Bei nachgewiesener Magen- oder
Darmperforation ist die Eröffnung der Bauchhöhle (Laparotomie) indiziert. An welchen
Stellen des Magen-Darm-Traktes
wird man die Perforationsstelle
am wahrscheinlichsten finden?

Am häufigsten zerreißt der Dünndarm. Die Rupturstelle findet
man meistens in der Nähe der Fi-
xierungsstellen des Dünndarms.
Das Kolon rupturiert nur selten.

22
Wie wird eine Perforationsstel-
le im Bereich des Magen-Darm-
Traktes versorgt?

Das Leck in der Magen- oder Darmwand wird doppelt übernäht. Bei
ausgedehnteren Verletzungen kann
auch die Resektion des betreffenden Darmabschnittes erforderlich
werden.

7 Chirurgie der Gefäße

7.1 Erkrankungen der Arterien

1

Sie werden zu einer 54jährigen
Patientin gerufen. Diese berichtet, sie habe vor einer
halben Stunde einen "peitschen-
artigen" Schmerz im Bereich der
rechten Wade verspürt. Seither
fühle sie einen furchtbaren
Schmerz im gesamten rechten Unterschenkel. Bei der Untersuchung finden Sie den rechten
Unterschenkel kalt. Die Fußpul-
se sind rechts nicht tastbar.
Die Patientin vermag den Fuß
aktiv kaum zu bewegen.
Um welches Krankheitsbild handelt es sich?

Akuter Arterienverschluß.

2

Wodurch wird der akute Arterienverschluß verursacht?

Dies kann durch zwei Mechanismen
geschehen:

1. Arterielle Embolie.
2. Arterielle Thrombose (bei vor-
   bestehender arterieller Verschlußkrankheit).

3

Was versteht man unter einer
arteriellen Embolie?

Eine arterielle Embolie ist die
Verschleppung eines Blutgerinn-
sels in eine Arterie.

4

Wo findet man die Blutgerinnsel
(Thromben), die eine arterielle
Embolie auslösen können?

Meist befinden sich die Thromben
im Bereich des linken Vorhofs.
Von dort können sie über den linken Ventrikel und die Aorta in
(theoretisch) jede beliebige Arterie des Körperkreislaufs verschleppt werden.

5

Gibt es außer den Thromben im
linken Vorhof auch noch andere
typische Thrombenbildungen, die
zum Ausgangspunkt einer arteriellen Embolie werden können?

Ja, zwei weitere "Thrombenquel-
len" kommen praktisch recht häufig vor:

1. die Arterienaneurysmen,
2. die - z.B. nach Herzinfarkten
   - geschädigte Innenwand des
   linken Ventrikels.

6

Am häufigsten sind jedoch die
Thromben aus dem linken Vorhof.
Wie können Thromben im Bereich
des linken Vorhofs entstehen?

Die Ursache hierfür ist meist ein
Vorhofflimmern oder ein Mitral-
klappenfehler.

7

Welche Folgen haben die arteriellen Embolien?

Sie führen zu einer akuten Durchblutungsnot distal des Verschlus-
ses. Die Kollateralzirkulation
reicht meist nicht mehr aus, die
betroffene Extremität (oder selten auch einmal den Darm) zu erhalten. Es kommt daher binnen weniger Stunden zu einem Absterben
des unterversorgten Gewebes.

8

Welche (frühzeitig!) durchge-
führte Therapie kann das Absterben der betroffenen Extremität verhindern?

Die Embolektomie.

9

Was versteht man unter einer
Embolektomie?

Eine Embolektomie ist die operative Entfernung des Embolus.

10

Wie wird die Embolektomie prinzipiell durchgeführt?

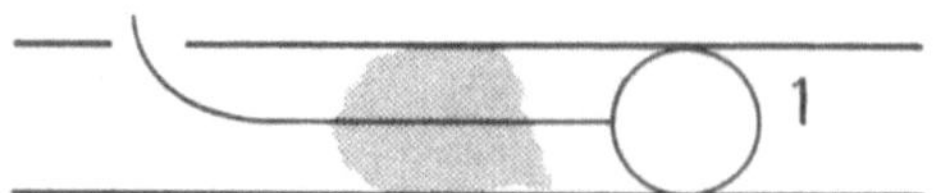

Die betroffene Arterie wird freigelegt und eröffnet. Dann wird
ein aufblasbarer Katheter (1) in
das Gefäß eingeführt. Zunächst
ist die Katheterspitze nicht aufgeblasen. In diesem Zustand wird
der Katheter durch den Embolus
geschoben. Distal des Embolus
wird der Ballon des Katheters
aufgeblasen. Wird nun der aufge-
blasene Katheter aus der Arterie
herausgezogen, so wird dabei
gleichzeitig der Embolus mitent-
fernt.

11

Wie heißt der für die Embolektomie verwandte Ballonkatheter?

Ballonkatheter nach Fogarty.
(Oder einfach Fogarty-Katheter.)

12

In welchem Zeitraum muß die Embolektomie beim kompletten Verschluß einer großen Extremitä-
tenarterie durchgeführt werden,
um dem drohenden Absterben der
Extremität zuvorzukommen?

In den ersten 6-10 Stunden nach
Auftreten der ersten Symptome.

13

Wesentlich häufiger als der
akute arterielle Verschluß, ist
die chronische arterielle Verschlußkrankheit. Welche Symptome veranlassen Patienten, die
an dieser Erkrankung leiden,
den Arzt aufzusuchen?

Die chronisch-arterielle Verschlußkrankheit betrifft ganz
überwiegend die untere Körper-
hälfte. Die Patienten werden
selbst zum ersten Mal auf ihre
Erkrankung aufmerksam, wenn sie
eine Einschränkung ihrer Gehstrecke bemerken.

14

Mit welchem Fachausdruck wird
die Verkürzung der Gehstrecke
bezeichnet?

Claudicatio intermittens ("inter-
mittierendes Hinken").

15

Die chronisch-arterielle Verschlußkrankheit mit dem Symptom
"Claudicatio intermittens" wird
im Deutschen auch als "Schau-
fensterkrankheit" bezeichnet.
Was soll diese Bezeichnung zum
Ausdruck bringen?

Viele Patienten mit einer chronisch-arteriellen Verschlußkrankheit haben in Ruhe keine Beschwerden. Gehen diese Patienten
eine gewisse Strecke, so tritt,
abhängig vom Schweregrad der Erkrankung, nach einigen Metern
bis einigen hundert Metern, ein
Schmerzgefühl im betroffenen Bein
auf. Bleiben die Patienten nun
stehen, so bessern sich die Beschwerden innerhalb weniger Minuten. Der Patient ist danach in
der Lage, erneut eine gewisse
Gehstrecke schmerzfrei zurückzu-
legen (usw.).
Um nun vor der Öffentlichkeit zu
verbergen, daß man wegen Schmerzen in den Beinen zum Stehen ge-
zwungen wurd, tun viele Betroffene während ihrer Zwangspausen
so, als betrachteten sie inter-
essiert die Auslagen der Schau-
fenster.

16

Welche anderen Symptome können
- neben Claudicatio intermittens - bei einer chronisch-arteriellen Verschlußkrankheit
der unteren Extremität auftreten?

Neben der Claudicatio klagen die
Patienten auch häufig über ein
Kältegefühl im betroffenen Bein.
Schreitet die Krankheit weiter
fort, so kommt es auch in Ruhe
zu Schmerzen. Gelingt es nicht
spätestens zu diesem Zeitpunkt,
die Durchblutung zu verbessern,
so entwickeln sich Nekrosen in
den unterversorgten Gefäßab-
schnitten, und der Verlust der
Extremität droht.

17

Fontain hat die arterielle Verschlußkrankheit in vier Stadien
eingeteilt. Wie ist das Stadium
I definiert?

Im Stadium I bestehen keine Beschwerden. Der Verschluß (oder
die Stenose) wurde rein zufällig
entdeckt. Die Blutversorgung
distal der Engstelle reicht auch
unter Belastung noch voll aus.

18

Vom Stadium II (nach Fontain)
spricht man, wenn es zu einer
Einschränkung der Gehstrecke
(Claudicatio intermittens)
kommt. Das Stadium II wird –
und dies ist therapeutisch sehr
wichtig – noch einmal unter-
teilt in Stadium II a und II b.
Wie unterscheiden sich Stadium
II a und II b.

Das <u>Stadium II a</u> liegt vor, wenn
die schmerzfreie Gehstrecke mehr
als 150 m beträgt. In diesem Fall
ist die Blutversorgung distal der
Gefäßerkrankung noch relativ gut.
Das <u>Stadium II b</u> liegt vor, wenn
der Patient keine 150 m schmerzfrei zurücklegen kann.

19

Welches Symptom kennzeichnet
das Stadium III der chronisch-
arteriellen Verschlußkrankheit?

Ruheschmerz in Horizontallage.

20

Ist es infolge der Durchblu-
tungsstörung zu Nekrosen gekommen, so spricht man vom Stadium
IV.
Aus therapeutischen Gründen
wird auch das Stadium IV in
Stadium IV a und IV b unter-
teilt. Wie unterscheiden sich
die Stadien IV a und IV b?

Sowohl im Stadium IV a als auch
IV b bestehen Nekrosen. Der Patient im <u>Stadium IV a</u> hat jedoch
keine Schmerzen in Ruhe. (Dies
kommt häufig bei Diabetikern
vor.)
Im <u>Stadium IV b</u> besteht neben
den Nekrosen gleichzeitig ein
Ruheschmerz.

21

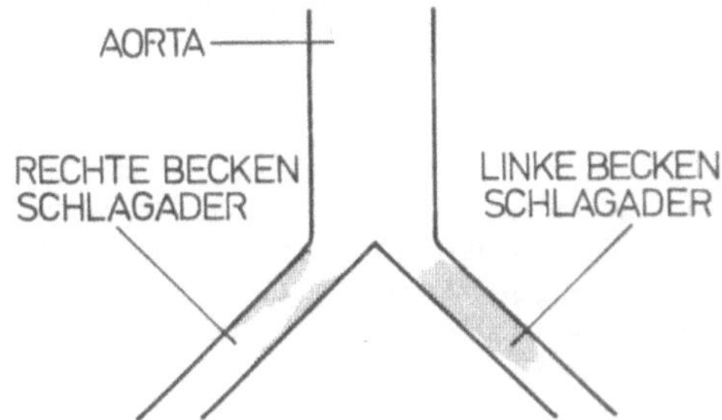

Welche Arterienerkrankung liegt
im Bereich der rechten Beckenschlagader und welche im Bereich der linken Beckenschlagader vor?

Arterienstenose in der rechten
Beckenschlagader;
Arterienverschluß in der linken
Beckenschlagader.

22

Welche Erkrankung führt ganz überwiegend zu Stenosen bzw. zu Verschlüssen der Arterien?

Die Arteriosklerose (Arterienverkalkung des Laien).

23

Eine Arteriosklerose ist eine Einlagerung von Lipiden in die Gefäßintima. Später kommt es zu Kalziumeinlagerungen in die einzelnen Herde. Auch wenn die genaue Ursache der Arteriosklerose noch unbekannt ist, so kennt man doch eine Reihe von Risikofaktoren, die das Auftreten dieser Erkrankung begünstigen. Welche sind das?

Die wichtigsten Risikofaktoren der Arteriosklerose sind:

- Hypertonie
- Hypercholesterinämie
- Zigarettenrauchen
- Diabetes mellitus.

An zweiter Stelle rangieren:

- Bewegungsmangel
- Übergewicht
- Streß.

24

An therapeutischen Maßnahmen kommen bei der chronisch-arteriellen Verschlußkrankheit sowohl konservative als auch operative Maßnahmen in Betracht. In welchen Stadien werden die konservativen Maßnahmen eingesetzt?

Im Stadium I kommen ausschließlich konservative Maßnahmen zum Einsatz. Im Stadium II a (Gehstrecke über 150 m) kommen in der Regel ebenfalls konservative Maßnahmen zum Zuge.

25

Die wohl wichtigste Säule der konservativen Therapie ist das "Gefäßtraining". Was versteht man darunter?

Im Stadium I und II sollen die Patienten regelmäßig gehen. Die Muskeln der durchblutungsgestörten Beinabschnitte sollten regelmäßig belastet werden. (Bei Durchblutungsstörungen im Unterschenkel ist dies z.B. durch Zehenstandsübungen möglich.)

26

Worin besteht der Sinn des Gefäßtrainings?

Durch das Gefäßtraining kommt es nach Monaten zur Ausbildung eines Kollateralkreislaufes. Die Kollateralgefäße sind oft in der Lage, Stenosen oder Verschlüsse zu umgehen.

27

Neben dem Gefäßtraining kommen welche weiteren konservativen Maßnahmen in Betracht?

1. Beseitigung der Risikofaktoren der Arteriosklerose (Aufgabe des Rauchens, Einstellung eines Hypertonus usw.).
2. Medikamentöse Therapie.

28
In welchen Stadien ist eine operative Therapie absolut indiziert?

Im Stadium III (Ruheschmerz) und IV (Nekrose). In diesen Stadien droht der Verlust der betroffenen Extremität.

29
Welche therapeutischen Maßnahmen kommen im Stadium II b in Betracht?

Bei einer Gehstrecke unter 150 m kommen sowohl konservative, als auch operative Maßnahmen in Betracht. Im Bereich von Stenosen und Verschlüssen in der Beckenetage wurd man sich am ehesten zu einer operativen Therapie entschließen.

30
Warum sind Verschlüsse im Bekkenbereich (aortoiliakaler Bereich) besonders günstig zu operieren?

Gefäßrekonstruktive Eingriffe haben in diesem Bereich mittel- und langfristig eine weit günstigere Prognose als entsprechende Eingriffe im Ober- oder gar Unterschenkelbereich.

31
Eine der in der Gefäßchirurgie zum Einsatz kommenden Operationen ist die Bypass-Operation. Können Sie das Prinzip einer Bypass-Operation in einer Skizze darstellen?

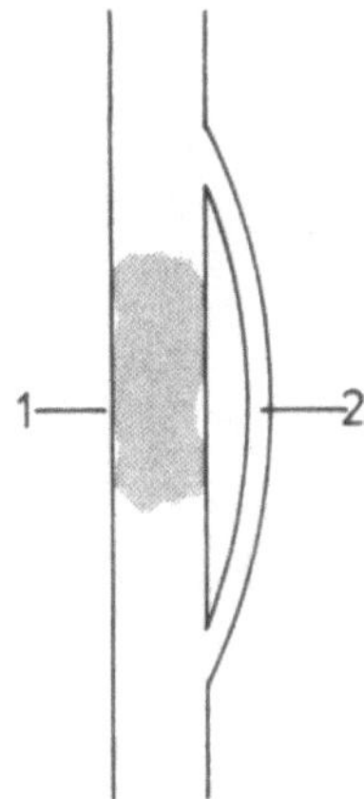

<u>1</u> Verschluß
<u>2</u> Bypass

32
Eine Bypass-Operation ist eine sog. Umgehungsoperation. Dabei wird ein verschlossenes, langstreckiges Gefäßsegment mittels eines Bypass umgangen. Woraus besteht der Bypass?

Im Bereich weitlumiger zentraler Gefäße wie Aorta, Äste des Aortenbogens und Iliakalgefäße werden synthetische Gefäßprothesen eingesetzt.
Als Ersatz für mittlere und kleinkalibrige Gefäße (Oberschenkel) dient die V. saphena magna.

33
Ein weiteres in der Gefäßchirurgie häufig gebrauchtes Operationsverfahren ist die "Thrombendarteriektomie". Was versteht man darunter?

Eine Thrombendarteriektomie ist eine "Ausschäloperation". Das bedeutet, die arteriosklerotischen Massen, die die Arterie stenosieren oder verschließen, werden mittels geeigneter Instrumente aus dem eröffneten Gefäß herauspräpariert.

34
Welcher andere Fachausdruck wird für die Thrombendarteriektomie noch verwendet?

Desobliteration.

35
Welche zwei verschiedenen Desobliterationsverfahren kommen zur Anwendung?

1. Offene Desobliteration.
2. Halbgeschlossene Desobliteration.

36
Was versteht man unter der offenen Desobliteration?

Bei der offenen Desobliteration wird der arteriosklerotische Verschlußzylinder unter voller Sicht ausgeschält.

37
Zur halbgeschlossenen Desobliteration wird das unten skizzierte Instrument verwendet. Wie lautet sein Name?

Ringstripper.

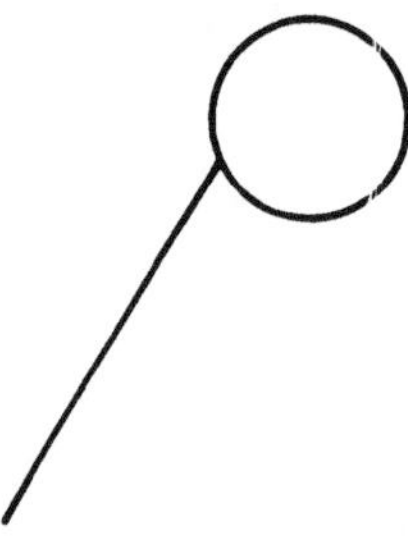

38
Wie wird die halbgeschlossene Desobliteration mit dem Ringstripper ausgeführt?

An der Eröffnungsstelle der Arterie wird der Beginn des Verschlußzylinders unter Sicht (offen) freipräpariert. Dann wird der Ringstripper über den Anfang des Verschlußzylinders geschoben. Wird der Ringstripper nun weiter in die (geschlossene) Arterie vorgeschoben, so wird dabei der Verschlußzylinder von der Arterienwand abgetrennt. Nach Abreissen des Verschlußzylinders am proximalen Ende wird der Verschlußzylinder aus der Arterie gezogen und entfernt.

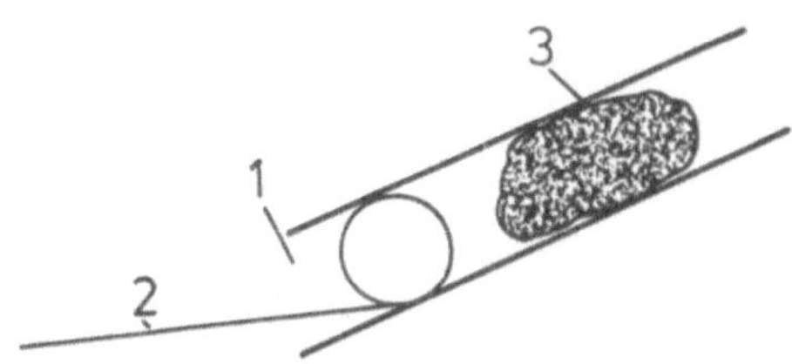

1 Unter Sicht herauspräpariertes
   Anfangsteil des Verschlußzylinders
2 Ringstripper
3 Verschlußzylinder.

39
Würde man nach einer offenen oder halbgeschlossenen Desobliteration die Arterie einfach zunähen, so käme es im Bereich der Naht zu einer Einengung. Dieser stenotische Arterienbezirk wäre eine Prädilektionsstelle für eine arterielle Thrombose.
Wie vermeidet man dies?

Die Eröffnungsstelle in der Arterie (Arteriotomie) wird mittels Patchplastik verschlossen.

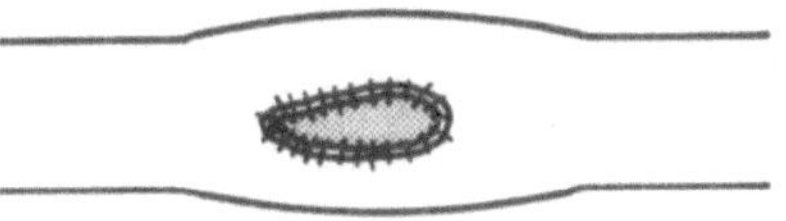

In die Arterie eingenähter Patch.

40
Welches Material findet als Patch Verwendung?

In der Regel verwendet man ein Stück körpereigener V. saphena magna.

41
Welche Voraussetzungen müssen seitens der Gefäße erfüllt sein, damit eine Gefäßoperation mit Aussicht auf Erfolg durchgeführt werden kann?

Eine Stenose oder ein Verschluß kann nur dann mit Aussicht auf Erfolg beseitigt werden, wenn von proximal der Bluteinstrom und nach distal der Blutausstrom gewährleistet ist.

42
Die Voraussetzung eines ausreichenden Blutausstroms nach distal ist häufig nicht erfüllt (z.B. wenn alle drei Unterschenkelarterien verschlossen sind). Welche operative Möglichkeit besteht in diesen Fällen?

Die lumbale Sympathektomie.

43
Was geschieht bei der lumbalen
Sympathektomie, und welchen
Sinn hat diese Operation?

Bei der lumbalen Synpathektomie
wird im Bereich der Lendenwirbel-
säule der Grenzstrang des Sympa-
thikus durchtrennt.
Durch diese Maßnahme wird der
Gefäßwiderstand - vor allen Dingen in den kleinsten Gefäßen -
deutlich gesenkt und dadurch die
Durchblutung verbessert.

44

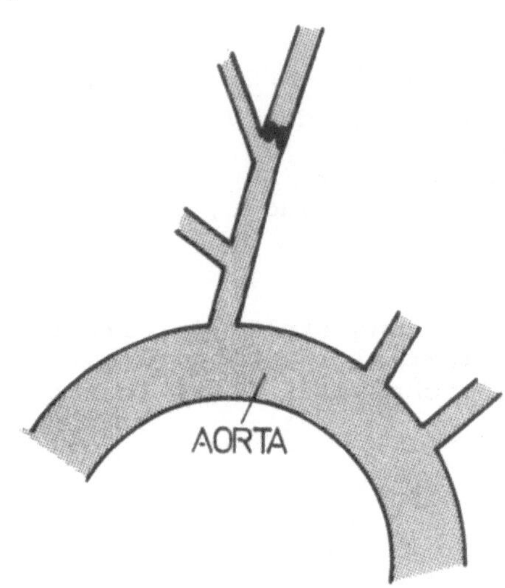

In obenstehender Skizze ist
eine hochgradige Stenose einer
der vier hirnversorgenden Arterien dargestellt. Können Sie
anhand dieser Skizze die genaue
Diagnose stellen?

Hochgradige Stenose der rechten
A. carotis interna.

45
Erkrankungen der Gehirngefäße
und der Gefäße, die zum Gehirn
führen, haben wegen ihrer Häufigkeit und Schwere der Krank-
heitsfolgen eine enorme Bedeutung.
Welche Erkrankung ist häufig
die Folge einer Durchblutungs-
störung im Gehirn?

Die Halbseitenlähmung (sog. Apo-
plex). Häufig kommt es jedoch
erst gar nicht zur Ausbildung
einer Halbseitenlähmung, da der
Patient an den unmittelbaren Folgen des "Apoplexes" verstirbt.
(Dritthäufigste Todesursache!)

46
Wie sind die chronisch-arteriellen Verschlüsse bei den
hirnversorgenden Gefäßen ihrer
Lokalisation nach verteilt?

Etwa 2/3 der chronisch-arteriellen Verschlüsse liegen intrakra-
niell, 1/3 liegt extrakraniell
(d.h. im Bereich der Halsgefäße).
Von diesen extrakraniellen Ver-

schlüssen und Stenosen ist in etwa 60% die A. carotis interna betroffen.

47
Worin liegt die große Bedeutung der extrakraniellen Strombahnhindernisse?

Die extrakraniellen Strombahnhindernisse sind einer operativen Korrektur zugänglich. In geeigneten Fällen läßt sich damit eine Prophylaxe des "Apoplexes" erreichen.

48
Durch welche Symptome verrät sich eine Karotisstenose, bevor es zur Halbseitenlähmung gekommen ist?

Häufig kommt es Monate oder Jahre vor Eintritt einer Halbseitenlähmung zu transitorischen ischämischen Attacken (TIA).

49
Was versteht man unter transitorischen ischämischen Attacken (TIA)?

Unter einer TIA versteht man kurzfristige (höchstens 24 Stunden) dauernde neurologische Ausfälle (z.B. der Sprache, Lähmung eines Armes oder Beines).

50
Wie kann bei einer ärztlichen Routineuntersuchung eine Karotisstenose vermutet werden?

Bei der Auskultation der Halsgefäße findet man bei Stenosen der Halsgefäße ein Stenosegeräusch.

51
Mit welchen Untersuchungsmethoden läßt sich eine Karotisstenose exakt diagnostizieren?

Mit der Doppler-Sonographie und der Angiographie.

52
Wann sollte die operative Beseitigung einer Carotis-interna-Stenose durchgeführt werden?

Stets dann, wenn transitorische ischämische Attacken vorausgegangen sind. Begründung: In diesen Fällen kommt es mit erheblicher Wahrscheinlichkeit (etwa 50% innerhalb eines Jahres) zur Ausbildung eines manifesten Hirninsultes.

53
Sollte auch die zufällig entdeckte asymptomatische Karotisstenose operiert werden?

Die Operation der asymptomatischen Carotis-interna-Stenose ist indiziert, wenn ein größerer (anderer) gefäß- oder allgemeinchirurgischer Eingriff erforderlich ist.

54

Die Stenosen oder Verschlüsse
der A. carotis interna sind
meist kurzstreckig und unmittelbar an der Aufzweigung der
A. carotis communis in die Ex-
terna und Interna gelegen. Sie
werden durch offene Desobliteration beseitigt. Auf den ersten Blick erscheint dies relativ leicht. Wo liegt jedoch das
Problem bei der Karotischirur-
gie?

Eine offene Desobliteration von
Verschlüssen im Bereich der unteren Extremität ist in der Tat
relativ leicht. Hier kann das Gefäß proximal und distal für Stunden abgeklemmt und die Operation
"blutleer" in aller Ruhe durchgeführt werden. Im Bereich der
hirnversorgenden Arterien ist
dies nicht möglich. Die Zeit, in
der das Gehirn von der Blutzufuhr
aus einer A. carotis interna ab-
geschnitten werden darf, beträgt
oft nur wenige Minuten.

55

Wie kann man dem in Antwort 54
dargestellten Problem abhelfen?

Während der Desobliteration muß
die Blutströmung in der A. carotis erhalten bleiben. Dies wird
durch die vorübergehende Einlage
eines Kunststoffshunts erreicht.

56

In untenstehender Skizze ist
eine weitere Erkrankung der Arterien dargestellt. Worum handelt es sich?

Um ein Arterienaneurysma.

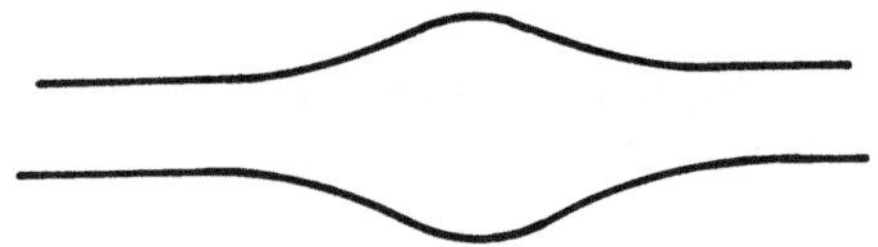

57

Bei den Aneurysmen werden echte
und falsche Aneurysmen unterschieden. Wann spricht man von
einem echten Aneurysma?

Die Arterienwand besteht bekanntlich aus drei Schichten. Intima,
Media und Adventitia. Ein echtes
Aneurysma liegt vor, wenn alle
drei Wandschichten der Arterien
ausgesackt sind.

58

Um ein Aneurysma dissecans.

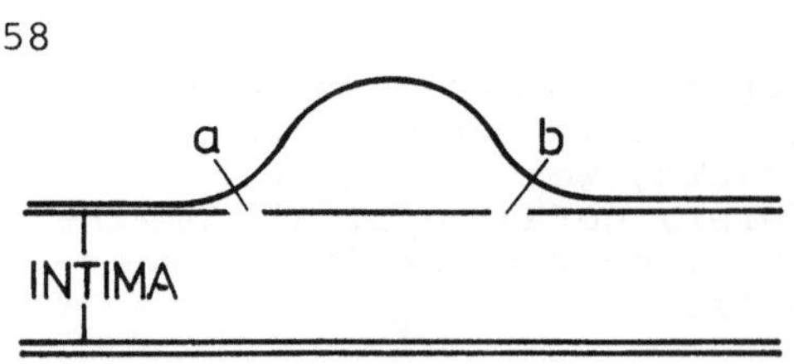

In obenstehender Skizze ist
eine Sonderform eines Aneurysmas dargestellt. Um welche Form
handelt es sich?

59

Was versteht man unter einem
Aneurysma dissecans?

Betrachten Sie zunächst noch einmal die Skizze zur Frage 58:
Dort sehen Sie bei (a) und (b)
jeweils einen Intimaeinriß. Das
Wesen des Aneurysma dissecans
besteht nun darin, daß das Blut
durch den ersten Intimaeinriß
(a) aus dem Gefäßlumen in die
Gefäßwand strömt. Dabei werden
die Media und die Adventitia vorgewölbt. Bei (b) tritt der Blutstrom durch einen weiteren Intimaeinriß wieder ins Gefäßlumen
ein.

60

An welcher Stelle findet man
am häufigsten das Aneurysma
dissecans?

Aorta descendens.

61

Wodurch kann ein Aneurysma
dissecans verursacht werden?

Am häufigsten durch Arteriosklerose, selten auch einmal durch
eine Lues oder ein Marfan-Syn-
drom.

62

Welche Gefahren drohen einem
Patienten, der von einem Aneurysma betroffen ist?

Diesem Patienten drohen zwei
schwerwiegende Komplikationen:

1. die Ruptur des Aneurysmas,
2. die Embolisation von im Aneurysma entstandenen Thrombosen.

63

Wovon ist die Rupturgefahr
eines Aneurysmas abhängig?

Die Rupturgefahr steigt mit dem
Durchmesser des Aneurysmas.

64

In untenstehender Skizze ist
ein falsches Aneurysma dargestellt. Um was handelt es sich
genau?

Es handelt sich um eine arteriovenöse Fistel.

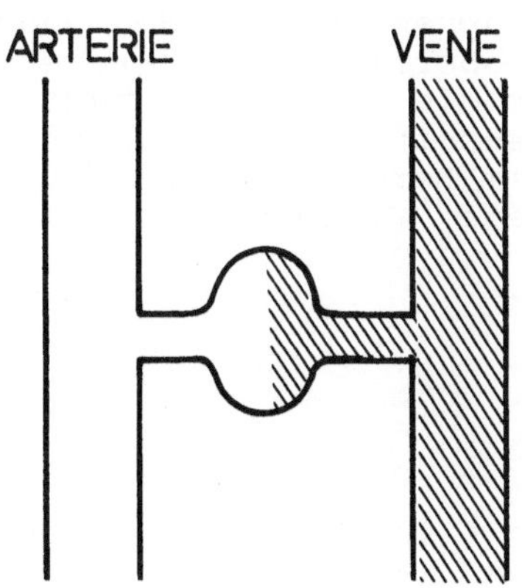

65
Wie können arteriovenöse Fisteln entstehen?

Durch ein Trauma (z.B. Messer-
stich), das sowohl die Arterien
als auch die Venenwand verletzt.

66
Warum müssen die arteriovenösen
Fisteln operativ verschlossen
werden?

Durch die "Kurzschlußverbindung"
zwischen Arterie und Vene kommt
es zu einem oft erheblichen
Shuntvolumen zwischen arteriellem
und venösem System. Dies kann so
hochgradig sein, daß es zur Herz-
insuffizienz kommt.

7.2 Erkrankungen der Venen

1
Krampfadern gehören in unseren
Breiten zu den häufigsten Lei-
den überhaupt. Mit welchem
Fachausdruck werden die Krampf-
adern bezeichnet?

Varizen (oder Varikosis).

2
Was versteht man unter Varizen?

Varizen sind erweiterte und ge-
schlängelt verlaufende Venen.

3
An welcher Stelle kommen Varizen weitaus am häufigsten vor?

Im Bereich der unteren Extremität. Dort sind bei der Varikosis
in aller Regel die im subkutanen
Fettgewebe (epifaszial) verlaufenden Venen betroffen.

4
Welche großen Venenstämme verlaufen im Bereich der unteren
Extremität oberflächlich (d.h.
im subkutanen Fettgewebe)?

1. Die V. saphena magna.
2. Die V. saphena parva.

5
Welche von den beiden großen
oberflächlichen Venenstämmen
ist in untenstehender Skizze
dargestellt?

Die V. saphena magna. Begründung:
Von den oberflächlichen Venen
verläuft die V. saphena magna an
der Innenseite des Beines und
mündet im Bereich der Leiste in
die (tiefe) V. femoralis.

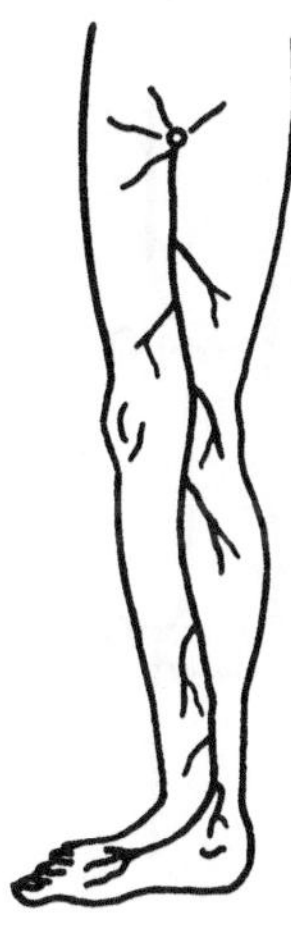

6

Wo verläuft die V. saphena parva?

Am Außenknöchel und an der Aussenseite der Wade. Sie mündet im dorsalen Kniebereich in die V. poplitea.

7

Die Venen haben bekanntlich die Aufgabe, das Blut zum Herzen zurückzutransportieren. Neben den oberflächlichen Venen gibt es im Bereich der unteren Extremität auch das tiefe Venensystem. Wieviel Blut fließt prozentual über das tiefe und wieviel über das oberflächliche Venensystem zurück?

Über das oberflächliche Venensystem (V. saphena magna und parva) fließen nur etwa 10% des gesamten Blutes aus der unteren Extremität zum Herzen zurück. 90% des venösen Blutes der unteren Extremität fließt über das tiefe (von außen nicht sichtbare) Venensystem ab.

8

Was versteht man unter Perforansvenen?

Die Perforansvenen sind Verbindungsvenen zwischen oberflächlichem und tiefem Venensystem.

9

Wie werden Perforansvenen noch bezeichnet?

Kommunikansvenen oder Vv. communicantes.

10

Durch welche Einrichtung in den Venen wird verhindert, daß das Blut in der unteren Extremität im Stehen nach unten absackt?

Dies verhindern die Venenklappen.

11

Können Sie die Funktion von
intakten Venenklappen in einer
Skizze darstellen?

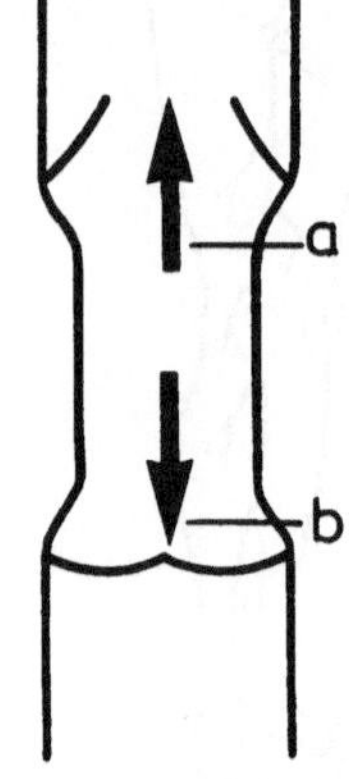

(<u>a</u>) Strömt das Blut von unten
     gegen eine Venenklappe, so
     wird diese geöffnet.
(<u>b</u>) Die Blutströmung von oben
     gegen die Venenklappe führt
     zu deren Verschluß. Es resul-
     tiert also auch im Stehen ein
     Blutstrom in Richtung auf das
     Herz.

12

In untenstehender Skizze ist
eine Varize (Krampfader) dargestellt. Beachten Sie bitte
einmal genau die Klappen und
erklären Sie den Blutstrom in
einer Varize!

Der Blutstrom nach oben führt
auch hier zu einer Öffnung der
Klappe. Der Blutstrom nach unten
schließt die Klappe ebenfalls,
jedoch mit einem wesentlichen Unterschied: Die Klappe ist nicht
mehr dicht (insuffiziente Venen-
klappe). Dies hat zur Folge, daß
ein Teil des Blutes auch nach unten fließt.

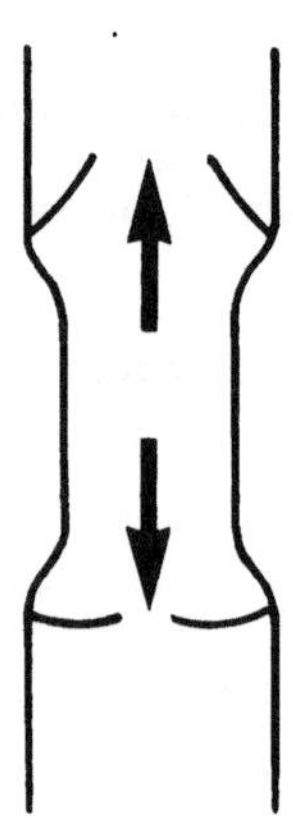

13

Beim Gesunden fließt das Blut
vom oberflächlichen Venensystem
über die Perforansvenen zum
tiefen Venensystem.

Bei einer Insuffizienz der Venenklappen in den Perforansvenen
fließt das Blut vom tiefen zum
oberflächlichen Venensystem.

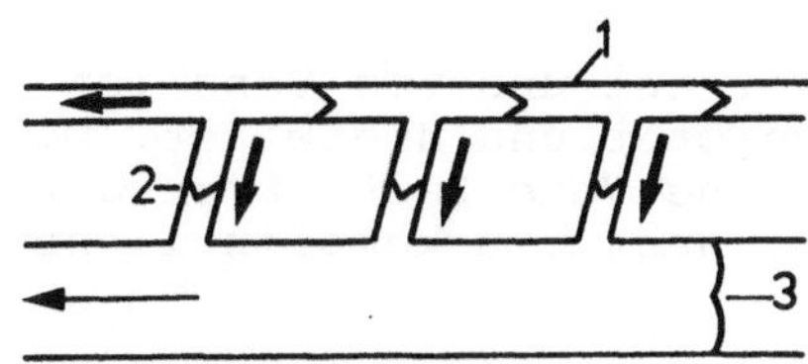

1 Oberflächliche Vene
2 Perforansvene
3 Tiefe Vene.

Was geschieht nun, wenn die Venenklappen in den Perforansvenen insuffizient sind?

14
Welche Folgen hat der erhöhte
Venendruck im oberflächlichen
Venensystem?

Den Venen vorgeschaltet sind die
Kapillaren. Dort findet bekanntlich der Gas- und Flüssigkeits-
austausch statt. Durch den erhöhten Venendruck kommt es in den
vorgeschalteten Kapillaren zu einer Behinderung des Flüssigkeits-
austausches. Ein Ödem entsteht.
Die Folge sind Ernährungsstörungen der Haut, die bis zum sog.
offenen Bein führen können.

15
Mit welchem Fachausdruck wird
das "offene Bein" in der Medi-
zin bezeichnet?

Ulcus cruris.

16
An welcher Stelle ist das venös
bedingte Ulcus cruris typischerweise lokalisiert?

Über dem Innenknöchel.

17
Welche Perforansvenen verlaufen
im Bereich des Innenknöchels?

Die Cockett-Perforansvenen.

18
Sie haben bereits eine Komplikation der Varikosis kennengelernt: das Ulcus cruris.
Können Sie noch eine weitere
nennen?

Die (oberflächliche) Thrombophlebitis.

19
Was versteht man unter der
oberflächlichen Thromboplebi-
tis?

Die Thrombophlebitis ist eine
Thrombose mit gleichzeitiger
Entzündung der Venenwand. In den
Varizen ist der Blutstrom ver-
langsamt. Dies ist oft die Ur-
sache für die Thrombose in den
Varizen.

20
Welche Symptome findet man bei einer oberflächlichen Thrombophlebitis?

Über der entzündeten Vene ist die Haut gerötet und überwärmt. Die betroffene Vene tastet man als derben, sehr druckempfindlichen Strang.

21
Eine 30jährige Patientin, die an ausgeprägten Varizen leidet, hat sich durch einen Stoß an einer Varize verletzt, die anschließend stark blutet. Die Patientin versucht, die starke Blutung durch "Abbinden" des Beines zu stillen. Dadurch kommt es jedoch zu einer noch stärkeren Blutung. Sie sollen "Erste Hilfe" leisten. Was ist zu tun?

Zunächst einmal: Was ist <u>nicht</u> zu tun? Der Versuch, das Bein "abzubinden", führt in aller Regel zu einer venösen Stauung. Hierdurch wird die Blutung aus einer verletzten Varize nur noch verstärkt.
Die richtige Erste-Hilfe-Leistung besteht in der <u>sofortigen Hochlagerung der verletzten Extremität und Anlage eines Druckverbandes auf die Blutungsstelle.</u>

22
Von der Entstehung her werden bei den Varizen zwei verschiedene Typen unterschieden. Welche?

1. Primäre Varizen.
2. Sekundäre Varizen.

23
Wie kommt es zur Entstehung von sekundären Varizen?

Bei den sekundären Varizen ist der Blutabfluß über das tiefe Venensystem blockiert. Hier fließt das venöse Blut über das oberflächliche Venensystem ab. Da das oberflächliche Venensystem für eine geringe Bluttransportkapazität vorgesehen ist, kommt es zu Venenerweiterungen und zur Ausbildung einer Varikosis.

24
Wie entstehen die primären Varizen?

Bei den primären Varizen ist das tiefe Venensystem intakt. "Ursächlich" für die primäre Varikosis ist eine "Bindegewebsschwäche". Dies bedeutet in den Venen eine Wandschwäche, die zu Aussackungen und anschließender Schlängelung der Varizen führt.

25
Welche Symptome verursachen die unkomplizierten Varizen?

Folgende Symptome werden oft beobachtet:

- Schwere- und Stauungsgefühl in den Beinen,
- krampfartige Schmerzen in den Waden, die häufig auch nachts auftreten (daher auch der Name "Krampfader),
- Schwindel beim Aufstehen.

26
Welche zwei Möglichkeiten bestehen zur Beseitigung der Varizen?

Die Verödungsbehandlung und das
Varizenstripping.

27
Dürfen alle Varizen durch Verödung oder durch Varizenstripping ausgeschaltet werden?

Nein. Nur die primäre Varikosis
darf verödet oder operiert werden.

28
Warum darf denn die sekundäre
Varikosis nicht beseitigt wer-
den?

Die sekundären Varizen transpor-
tieren in erheblichem Umfang
Blut, das durch das blockierte
tiefe Venensystem nicht abfließen
kann. Eine Beseitigung dieser Um-
gehungsstrecke hätte eine fatale
Abflußbehinderung für das gesamte
venöse Blut in der unteren Extremität zur Folge.

29
Mit welchem klinischen Test
kann die Durchgängigkeit des
tiefen Venensystems beurteilt
werden?

Perthes-Test.

30
Wie wird der Perthes-Test
durchgeführt und beurteilt?

Am stehenden Patienten werden
unterhalb der Leistenbeuge die
Varizen gestaut. Die Varizen
füllen sich danach prall. Nun
fordert man den Patienten auf,
schnell zu gehen oder Kniebeugen
zu machen (Muskelpumpe).
Entlerren sich die Varizen, so
muß das tiefe Venensystem intakt
sein.

31
Mit welcher radiologischen Me-
thode kann das gesamte Venensystem dargestellt werden?

Phlebographie.

32
An welche Erkrankung sollte
man bei einem immobilen Patienten denken, bei dem folgender
Befund erhoben wird:

- Subjektiv Schweregefühl und
  Schweregefühl in einem Bein.
- Leichte Schwellung im Bereich
  des Unterschenkels,
- Schmerzen in der Wade bei
  Dorsalflexion des Fußes.

An eine Thrombose im Bereich des
tiefen Venensystems (sog. tiefe
Venenthrombose).

33
Worin besteht die große Gefahr bei einer tiefen Thrombose?

In der Verschleppung der Thromben und damit der Entstehung einer Lungenembolie.

34
Tödliche Lungenembolien kommen auch heute noch nicht gerade selten vor. Warum ist dies so?

Die klinischen Frühsymptome der tiefen Venenthrombose können sehr diskret sein und somit leicht übersehen werden. Daher ist die Lungenembolie oft das "erste Symptom" einer tiefen Venenthrombose.

35
Eines der klinischen Symptome bei einer tiefen Venenthrombose ist der Wadenschmerz bei Dorsalflexion des Fußes. Mit welchem Eigennamen wird dieses Symptom bezeichnet?

Homan-Zeichen.

36
Ein weiteres klinisches Symptom ist das Payr-Zeichen. Wie prüft man dies?

Durch Druck auf die Fußsohle. Bei einer tiefen Thrombose empfindet der Patient dabei oft Schmerzen.

37
Welche Allgemeinsymptome treten oft im Zusammenhang mit einer tiefen Venenthrombose auf?

Häufig findet man gerade bei stationären Patienten einen zunächst unerklärlichen Pulsanstieg (Mahler-Zeichen) und subfebrile Temperaturen.

38
Welche Untersuchungsmethode stellt das wichtigste diagnostische Hilfsmittel bei Verdacht auf eine tiefe Thrombose dar?

Phlebographie.

39
Bei einer tiefen Venenthrombose findet man gelegentlich eine hochgradige schmerzhafte Schwellung mit Hautblässe der betroffenen Extremität. Wie wird diese Verlaufsform der tiefen Venenthrombose genannt?

Phlegmasia alba dolens.

40
Was versteht man unter einer Phlegmasia caerulea dolens?

In seltenen Fällen kommt es zur Thrombosierung aller Venen in einer Extremität. Dabei kommt es zu einer so extremen Stauung, daß sekundär die arterielle Durchblutung stark gedrosselt wird. Der Verlust der gesamten Extremität droht.

41
Welche beiden Therapieverfahren stehen zur Behandlung einer tiefen Venenthrombose zur Verfügung?

1. Die medikamentöse Auflösung des Thrombus.
2. Die operative Entfernung des Thrombus.

42
Mit welchen Fachausdrücken werden diese beiden Therapieverfahren bezeichnet?

1. Fibrinolyse (Thrombolyse).
2. Thrombektomie.

43
Welche Ziele werden sowohl durch Fibrinolyse, als auch durch die Thrombektomie angestrebt?

Die Verhinderung von (oft tödlichen) Lungenembolien und die Verhinderung eines postthrombotischen Syndroms.

44
Unter welchen Voraussetzungen kann man mit jedem der genannten Therapieverfahren ein gutes Ergebnis erzielen?

Die Therapie der tiefen Venenthrombose muß möglichst frühzeitig einsetzen. Die besten Ergebnisse werden in den ersten 4-7 Tagen erzielt.

45
Auf welchem Prinzip beruht die (medikamentöse) Fibrinolyse?

Mit den Medikamenten Streptokinase und Urokinase erfolgt die Auflösung des Thrombus.

46
Welche Kontraindikationen sind bei einer Fibrinolyse unbedingt zu beachten?

Maligne Tumoren, kurz vorausgegangene Operationen oder Entbindungen, Hypertonie über 200 mmHg, Magen-Darm-Ulzera.

47

In untenstehender Skizze ist
das Prinzip einer (operativen)
Thrombektomie bei einer rechtsseitigen Beckenvenenthrombose
dargestellt.

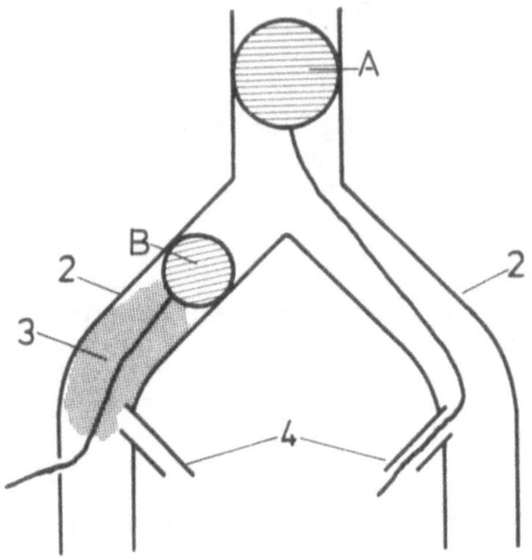

<u>1</u>   Untere Hohlvene (V. cava
     inferior)
<u>2</u>   Beckenvenen
<u>3</u>   Thrombus in re. Beckenvene
<u>4</u>   V. saphena magna.

Welche Aufgabe erfüllt der Fogarty-Katheter in A und welche
der in B?

48

Neben der Lungenembolie ist
das postthrombotische Syndrom
eine weitere sehr ernstzuneh-
mende Folge einer tiefen Venenthrombose. Was versteht man unter einem postthrombotischen
Syndrom?

49

Welche Symptome treten beim
postthrombotischen Syndrom auf?

50

An welcher Stelle entstehen in
der Regel die venös bedingten
Ulcera cruris (sog. offene
Beine)?

Vor dem entscheidenden Schritt
der Operation - der Thrombektomie - wird zunächst von der gesunden Seite aus ein Fogarty-Katheter bis zur V. cava inferior
vorgeschoben. Dort wird der Katheter aufgeblasen und die untere
Hohlvene blockiert (A). Damit
wird verhindert, daß bei der nun
folgenden Thrombektomie abgelöste
Blutgerinnsel in die Lunge gera-
ten.
Mit dem Fogarty-Katheter (B) wird
nun der Thrombus aus der Becken-
vene gezogen (Thrombektomie).

Nach Thrombosen der tiefen Venen
kommt es häufig zu einer nicht
vollständigen Wiedereröffnung
der Strombahn. Die Folge ist eine
schwere venöse Stauung mit der
Entwicklung von sekundären Varizen.

- Beinödeme (insbesondere nach
  längerem Stehen),
- Spannungs- und Schweregefühl.

Etwa oberhalb des Innenknöchels
im Bereich der Cockett-Perforansvenen.